技能型人才培养"十三五"规划实训教材

解剖学基础
实训指导

主　编　李亮之　黄海珊

副主编　郭佩勤　关俊彦　石小英　谭连莲

编　者（按姓氏笔画排序）

石小英　宁　秋　关俊彦　李亮之

张雪丹　郁再强　郭佩勤　黄　革

黄　颖　黄海珊　零宇波　谭连莲

西安交通大学出版社
XI'AN JIAOTONG UNIVERSITY PRESS

图书在版编目(CIP)数据

解剖学基础实训指导/李亮之,黄海珊主编. —西安:西安交
通大学出版社,2017.7
技能型人才培养"十三五"规划实训教材
ISBN 978 - 7 - 5605 - 9910 - 6

Ⅰ.①解…　Ⅱ.①李…②黄…　Ⅲ.①人体解剖学-高等职
业教育-教材　Ⅳ.①R322

中国版本图书馆 CIP 数据核字(2017)第 177118 号

书　　名	解剖学基础实训指导
主　　编	李亮之　黄海珊
责任编辑	张永利

出版发行	西安交通大学出版社
	(西安市兴庆南路 10 号　邮政编码 710049)
网　　址	http://www.xjtupress.com
电　　话	(029)82668357　82667874(发行中心)
	(029)82668315(总编办)
传　　真	(029)82668280
印　　刷	陕西日报社

开　　本	787mm×1092mm　1/16　印张　12.5　字数　300 千字
版次印次	2018 年 8 月第 1 版　　2018 年 8 月第 1 次印刷
书　　号	ISBN 978 - 7 - 5605 - 9910 - 6
定　　价	36.00 元

读者购书、书店添货,如发现印装质量问题,请与本社发行中心联系、调换。
订购热线:(029)82665248　(029)82665249
投稿热线:(029)82668803　(029)82668804
读者信箱:med_xjup@163.com

技能型人才培养"十三五"规划实训教材
建设委员会

FOREWORD
前　言

　　解剖学基础是研究正常人体形态结构的科学。其中,解剖学研究肉眼可见的人体大体形态结构,组织学借助显微镜研究人体细胞和组织的微细结构,胚胎学研究人体发生发展过程中形态结构的变化规律。解剖学基础是医学的一门重要基础课程,也是理论知识和实践操作并重的一门课程,其所讲的解剖学与组织胚胎学的相关知识更是临床护理操作的基本依据。解剖学基础实训课是践行理论知识的重要手段,也是提高学生技能操作水平的必经之路。为了使学生能够更好地掌握解剖学基础的相关实训知识,我们组织编写了这本《解剖学基础实训指导》。

　　本书共设置了17个实训项目。其中,大体解剖学实训8个,组织学实训8个,胚胎学实训1个。每个实训主要由实训目标、实训准备、实训内容及方法、临床应用、注意事项、实训流程、考核标准和实训报告八个部分组成。每次实训均有相对应的实训报告,供学生自测和教师批改使用。

　　本书为了突出对学生实践动手能力的培养,有利于解剖学及组织胚胎学教 – 学 – 做一体化教学,使学生感到学有所用,特在临床应用中选编了一些与解剖学知识结合紧密的护理应用技术,有利于学生在熟悉解剖学知识的同时也明确了掌握临床护理应用技术的重要性。

　　本书能够得以顺利完成,百色市民族卫生学校的各位编写老师付出了辛勤的劳动,咸阳职业技术学院赵小义老师为本书做了全面审读,提高了书稿质量,在此表示衷心的感谢!

　　由于我们编写经验不足,书中瑕疵在所难免,恳请读者不吝指正。

编者

2018 年 5 月

CONTENTS

目 录

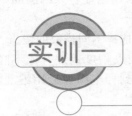

实训一　显微镜基本操作

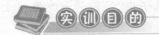

1. 掌握:光学显微镜的构造。
2. 学会:光学显微镜的使用方法,并能在镜下观察细胞的结构。

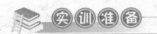

1. 学生准备:熟悉实训内容,衣帽整洁。
2. 光学显微镜、擦镜纸、香柏油。
3. 上皮组织切片(复层扁平上皮,HE 染色)。

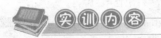

(一)光学显微镜的构造

普通光学显微镜的结构包括机械和光学两部分(图 1-1)。

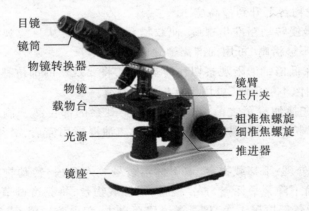

图 1-1　光学显微镜结构

1. 机械部分:具体如下。

(1)镜座及镜柱:镜座为矩形,其一侧有电源开关及亮度调节钮,镜柱直立其上,所有机械装置都直接或间接附于其上,二者共同构成显微镜基座以支持整个镜体。

(2)镜臂:呈楔形,便于握取。

(3)载物台:为方形平台,中央有圆形通光孔。台上装有标本移动器,用以固定或移动玻片标本。

（4）镜筒：上端装有目镜，双目显微镜两镜筒之间的距离可调节，以适应各人的瞳间距，使双眼看到一共同视野。

（5）物镜转换器：是固定物镜并可旋转定位的圆盘，可根据需要选择不同倍数的镜头。

（6）调焦装置：包括粗准焦螺旋和细准焦螺旋，前者使载物台较大幅度地上升或下降，后者使载物台轻微地上升或下降。使用时，先用粗准焦螺旋，待观察到标本图像后用细准焦螺旋，可使图像标本更清晰。

2. 光学部分：具体如下。

（1）集光镜：位于镜座中央，将光线射到显微镜中。

（2）聚光器：位于载物台下方，使光线更加集中会集在通光孔中央，经旋转聚光器可上升或下降，以调节光度。上升光度逐渐增强，下降光度逐渐减弱。

（3）光圈：由许多重叠的小金属片组成。其框外有一小柄可调节光圈大小，以控制光线强弱。

（4）物镜：一般有 4 倍、10 倍、40 倍和 100 倍等几种，通常将 4 倍及 10 倍镜头称低倍镜，40 倍镜头称高倍镜，100 倍镜头称油浸镜。

（5）目镜：常用的有 10 倍、15 倍等几种，显微镜的放大倍数是目镜与物镜二者放大倍数的乘积。

（二）光学显微镜的使用方法

1. 取镜与放置：取镜时必须一手握住镜臂，另一手托住镜座。将显微镜置于桌面，距桌沿不得少于 5 cm，观察完毕应移向桌内。

2. 电源：应先将亮度调节钮关至最小，然后打开电源开关，适当调节电压。

3. 对光：转动粗准焦螺旋，先将低倍镜对准通光孔（升高聚光器，打开光圈），调节两瞳孔间的距离，从目镜观察整个视野，直到出现明亮、均匀而无阴影的白光为止。

4. 放置标本：将要观察的标本放在载物台上，盖片面朝上（否则使用高倍镜时不但看不到物像，而且容易把标本压碎），用压片夹固定，并将有组织的部分对准载物台通光孔，之后慢慢移动粗准焦螺旋，使载物台上升到最高位。

5. 低倍镜观察：慢慢转动粗准焦螺旋，使载物台下降，同时从目镜观察，直到视野内看清图像为止。如果图像不够清晰，可用细准焦螺旋调节。

6. 高倍镜观察：在低倍镜清晰观察切片的基础上，将要观察的部位移至视野中央，直接转换高倍镜观察，如果图像不够清晰，可用细准焦螺旋调节。

7. 油浸镜观察：在换油浸镜之前，先在标本所要观察的部位滴一滴香柏油，再转换油浸镜，使镜面与油接触，调节细准焦螺旋即可找到物像。油浸镜用完后，必须用擦镜纸和清洗剂把镜头和玻片拭净。

8. 使用完毕后的处理：下移载物台，取下标本按号放入盒内，转动物镜转换器，使物镜呈"八"字叉开，并将镜筒下降至最低点，直立镜臂，下移载物台，将亮度调节钮关至最小，然后关闭电源开关，将显微镜各部擦拭干净，将显微镜移至桌内，盖上防尘罩，或放入镜箱内。

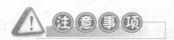 注意事项

1. 使用显微镜前，首先检查显微镜部件有无缺损、是否松动，发现问题应及时报告。显微镜部件不得擅自拆卸。

2. 显微镜和组织标本要轻拿轻放，放置稳妥，操作细心。在载物台上取放标本，宜在低倍镜下进行。高倍镜观察时，注意勿使物镜与标本接触，若标本损坏，应及时报告，以便更换。

　3. 维护显微镜清洁,人人有责。不得沾污各种部件,发现不洁,应用擦镜纸轻拭,切勿用手或手帕等擦拭。

　4. 调焦时要用左手,右手进行绘图和其他操作。

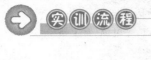

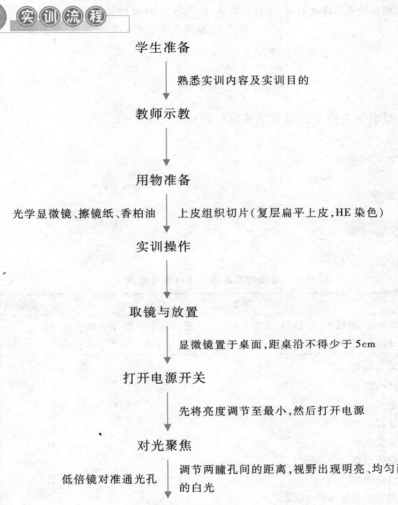

学生准备

熟悉实训内容及实训目的

教师示教

用物准备

光学显微镜、擦镜纸、香柏油　　上皮组织切片(复层扁平上皮,HE 染色)

实训操作

取镜与放置

显微镜置于桌面,距桌沿不得少于 5cm

打开电源开关

先将亮度调节至最小,然后打开电源

对光聚焦

低倍镜对准通光孔　　调节两瞳孔间的距离,视野出现明亮、均匀而无阴影的白光

放置标本

标本放在载物台上　　用压片夹固定,使载物台上升到最高位

低倍镜观察

转动粗准焦螺旋使载物台下降　　从目镜观察,直到视野内看清图像为止

高倍镜观察

将观察部位移至视野中央,直接转换为高倍镜　　转换高倍镜,用细准焦螺旋调节至清晰

油浸镜观察

在标本所要观察的部位滴一滴香柏油 → 转换油浸镜,使镜面与油接触,调节细准焦螺旋即可找到物像

使用完毕后的处理

油浸镜用完后,用擦镜纸和清洗剂把镜头和玻片拭净 → 下移载物台,取下标本,转动物镜转换器,使物镜呈"八"字叉开,镜筒下降至最低点,关电源,罩上罩子

学生自己操作

↓

根据学生操作步骤和结果进行评价

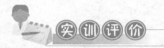

详见实训评分标准。

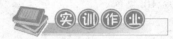

书写实训报告。

实训一　显微镜基本操作考核参考标准

项目	要求	量分	得分
用物准备	光学显微镜、擦镜纸、香柏油、上皮组织切片(复层扁平上皮,HE 染色) (缺 1 种扣 3 分)	12	
实训操作	1. 取镜与放置 2. 打开电源开关 3. 对光 4. 放置标本 5. 低倍镜观察 6. 高倍镜观察 7. 油浸镜观察 8. 使用完毕后的处理 (以上步骤,每做错一步扣 8 分) 提问显微镜使用注意事项 (根据回答情况适当扣分)	68	
熟练程度	操作时间 20 分钟 动作轻巧、准确	5 5	
职业规范行为	1. 服装、鞋、帽整洁 2. 仪表大方,举止端庄 3. 态度和蔼	4 3 3	

实训一　显微镜基本操作实训报告

姓名		实训日期		学号	
班级		带教老师		评分	

【实训目的】

【实训内容】

在下图中标注显微镜的结构名称。

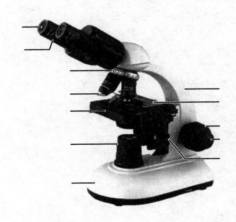

【实训步骤】

【显微镜使用的注意事项】

老师签名：

批阅时间：

实训二 显微镜观察上皮组织

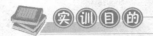

1. 掌握:各种被覆上皮的光镜结构。
2. 熟悉:各种被覆上皮的功能。

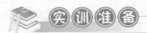

1. 学生准备:熟悉实训内容,衣帽整洁。
2. 光学显微镜、显微镜用油、二甲苯、擦镜纸。
3. 单层扁平上皮、单层立方上皮、单层柱状上皮、假复层纤毛柱状上皮、复层扁平上皮及变移上皮组织切片。
4. 多媒体视频。

实训内容及方法

$$
上皮分类
\begin{cases}
单层上皮
\begin{cases}
单层扁平上皮
\begin{cases}
内皮:心脏、血管及淋巴管的内表面 \\
间皮:胸膜、腹膜及心包膜的腔面 \\
其他:肺泡上皮、肾小囊壁层、肾小管纸段等上皮
\end{cases} \\
单层立方上皮:肾小管、甲状腺滤泡,小叶间胆管等 \\
单层柱状上皮:胃、肠、子宫、胆囊等腔面 \\
假复层纤毛柱状上皮:呼吸道的内表面
\end{cases} \\
复层上皮
\begin{cases}
复层扁平上皮
\begin{cases}
角化的:皮肤的表皮 \\
非角化的:口腔、食管和阴道的腔面
\end{cases} \\
复层柱状上皮:眼睑结膜 \\
变移上皮:肾盂、输尿管及膀胱的腔面
\end{cases}
\end{cases}
$$

(一)单层扁平上皮(内皮)

本片取材于人中动脉,HE 染色。

1. 肉眼观察:标本为横切面,管腔面衬有一层上皮,即内皮。
2. 低倍镜观察:血管壁内表面可见一层较薄的扁平细胞,即内皮。
3. 高倍镜观察:内皮细胞细胞质菲薄,染色较淡。细胞核呈扁椭圆形,紫蓝色,略突向管腔(中动脉垂直切面观察,图 2-1);表面观察细胞呈锯齿状的多边形,细胞核呈圆形,居中(腹膜表面观察,图 2-2)。

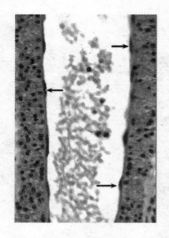

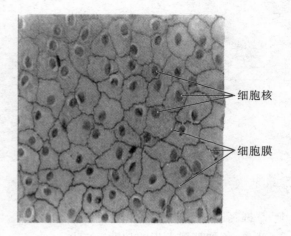

细胞核

细胞膜

图 2-1 中等动脉切片(内皮)　　　　　　图 2-2 腹膜的单层扁平上皮

(二)单层立方上皮

本片取材于人肾髓质,HE 染色。

1. 肉眼观察:标本为肾脏断面。

2. 低倍镜观察:可见许多大小不等的圆形管腔,管壁由单层立方上皮围成。

3. 高倍镜观察:小管壁由一层近似立方形的细胞构成,细胞之间界限清楚,细胞质染色淡;细胞核呈圆形,紫蓝色,位于细胞中央;小管中央有明显的管腔(图 2-3)。

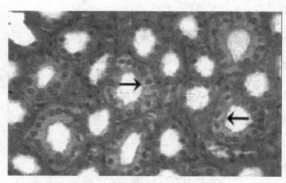

箭头所示的是立方上皮

图 2-3 肾髓质肾小管上皮细胞(单层立方上皮)

(三)单层柱状上皮

本片取材于人小肠,HE 染色。

1. 肉眼观察:标本为小肠切面,一侧有蓝紫色锯齿状结构,为小肠黏膜环形皱襞,皱襞表面有许多小突起即绒毛,上皮组织在此浅表层。

2. 低倍镜观察:绒毛表面可见到一层排列整齐的上皮细胞,即单层柱状上皮。细胞周围染色浅,为细胞质部分,基底部有一层细胞核。

3. 高倍镜观察:细胞呈高柱状,排列紧密,胞界不清;细胞核呈椭圆形,染色深,紫蓝色,位于细胞基底部；细胞质粉红色，细胞游离面有一粉红色线状结构，即纹状缘。在柱状细胞之间夹有杯状细胞，形似高脚酒杯，底部狭窄，顶部膨大，充满分泌颗粒，细胞核呈三角形，染色深，位于细胞基底部（图2-4）。

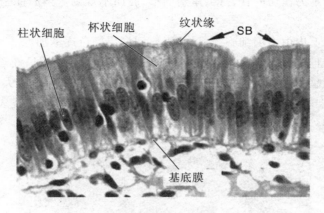

图2-4　小肠黏膜单层柱状上皮

（四）假复层纤毛柱状上皮

本片取材于人气管，HE染色。

1. 肉眼观察：标本为气管横切面，呈半月形，管腔面一层蓝色的结构即气管黏膜上皮。

2. 低倍镜观察：在管腔面可见一层染色较深的上皮，细胞排列紧密，细胞核密集，高低不等，很像复层上皮，此即假复层纤毛柱状上皮。

3. 高倍镜观察：上皮较厚，游离面可见清晰的染成粉红色的纤毛；上皮细胞排列紧密，胞界不清。上皮由4种细胞构成，由于细胞高矮不等，故细胞核排列不在一个水平面上。上皮基底部与结缔组织间可见一层粉红色、均质状的结构即基膜（图2-5）。

（1）柱状细胞：数量最多，呈柱状，顶端达上皮的游离面；细胞核呈椭圆形，位置较高；细胞游离面可见密集且排列规则的纤毛。

（2）梭形细胞：位于柱状细胞之间，呈梭形；细胞核呈椭圆形，位于细胞中央。

（3）基底细胞：胞体较小，呈锥体形，排列在基膜上；细胞核呈圆形，位于细胞中央。

（4）杯状细胞：位于柱状细胞之间，细胞质染色浅；细胞核为三角形或扁平形，染色深，位于细胞基底部。

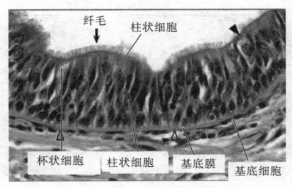

图2-5　气管假复层纤毛柱状上皮

（五）未角化的复层扁平上皮

本片取材于人食管，HE 染色。

1. **肉眼观察**：标本为横切的食管壁，呈扁圆形，腔面不规则。内腔面呈深蓝紫色的为复层扁平上皮。

2. **低倍镜观察**：上皮由多层细胞组成，从表层到深层染色逐渐加深。

3. **高倍镜观察**：上皮基底部是一层立方形或矮柱状细胞，细胞核呈椭圆形，染色较深，胞界不清。中间数层细胞呈多边形，细胞核呈圆形或椭圆形，位于中央，胞体较大，胞界清楚。浅层的数层细胞呈扁平状，染色淡，细胞轮廓清晰可见，细胞核呈扁椭圆形，与上皮表面平行（图2-6）。

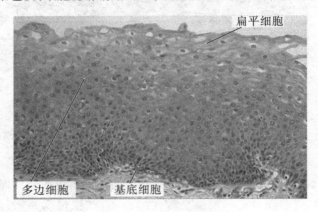

图2-6 未角化的复层扁平上皮

（六）角化的复层扁平上皮

本片取材于人手指指皮，HE 染色。

1. **肉眼观察**：标本为半月形，在弧形侧有深蓝色线状结构，即复层上皮。

2. **低倍镜观察**：区分表皮和真皮，表皮为角化的复层扁平上皮。

3. **高倍镜观察**：复层扁平上皮由多层紧密排列的不同形状的细胞构成。浅表细胞核消失，细胞质充满角蛋白，称角质层，镜下为粉红色带状；基底层为一层低柱状细胞，细胞核呈椭圆形，染色较深；中间为数层多边形细胞，细胞核呈圆形，位于中央；浅表层和中间层之间为数层扁平细胞，细胞质红色，细胞核呈扁椭圆形。上皮组织和结缔组织连接处凹凸不平（图2-7）。

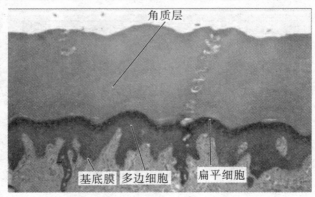

图2-7 角化的复层扁平上皮

(七)变移上皮

本片取材于人膀胱,HE 染色。

1. 肉眼观察:标本上的浅红色长方形结构为收缩状态的膀胱壁,其凹凸不平染色深的一面为膀胱壁的内表面。

2. 低倍镜观察:沿膀胱内表面(紫蓝色层),可见变移上皮的细胞层数较多,有 7 ~ 8 层细胞。表层细胞较大,基底部较平坦。

3. 高倍镜观察:表层细胞较大,呈立方形或矩形,细胞质表面深染,细胞核呈圆形,少数细胞可见双核,此为盖细胞;中间数层细胞为多边形或梨形,细胞边界比较清楚,细胞核呈椭圆形;基底层细胞呈低柱状或立方形,细胞边界不清,细胞核呈椭圆形,排列紧密(图 2 – 8)。

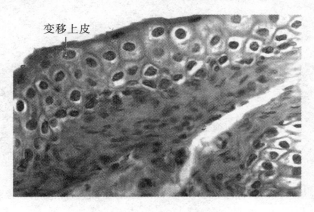

图 2 – 8　膀胱变移上皮

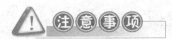

1. 组织切片铺贴在载玻片上,并盖上小玻片。把组织切片放置在载物台上时,一定将盖有小玻片的一面朝上,有利于高倍镜观察。

2. 用红蓝铅笔绘制高倍镜下的细胞图,注意细胞质、细胞核、游离面、基底膜的染色区别。

3. 注意教材中上皮组织学图多用模式图,与镜下的实际组织结构差别甚远,应注意区分。

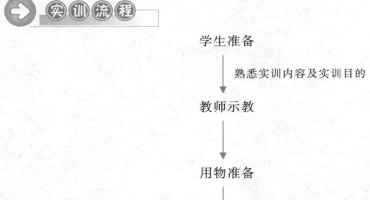

学生准备

熟悉实训内容及实训目的

教师示教

用物准备

光学显微镜、擦镜纸、香柏油　各种上皮组织切片

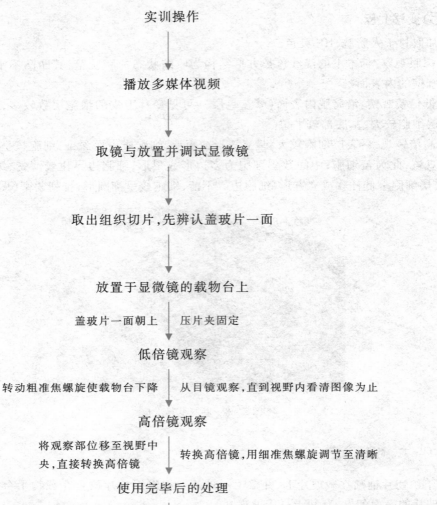

实训操作

↓

播放多媒体视频

↓

取镜与放置并调试显微镜

↓

取出组织切片,先辨认盖玻片一面

↓

放置于显微镜的载物台上

盖玻片一面朝上　压片夹固定

低倍镜观察

转动粗准焦螺旋使载物台下降　从目镜观察,直到视野内看清图像为止

高倍镜观察

将观察部位移至视野中央,直接转换高倍镜　转换高倍镜,用细准焦螺旋调节至清晰

使用完毕后的处理

油浸镜用完后,用擦镜纸和清洗剂把镜头和玻片拭净　下移载物台,取下标本,转动物镜转换器,使物镜呈"八"字叉开,镜筒下降至最低点,关电源,罩上罩子

学生自己操作

↓

根据学生操作步骤和结果进行评价

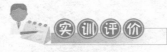

详见实训评分标准。

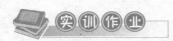

书写实训报告。

实训二 显微镜观察上皮组织考核参考标准

项目	要求	量分	得分
用物准备	光学显微镜、擦镜纸、香柏油、各种上皮组织切片 （缺1种扣3分）	12	
实训操作	1. 播放多媒体视频，展示各种上皮组织在显微镜下的结构及其特征 2. 取出显微镜，安置调节好显微镜 3. 取出组织切片，先辨认盖玻片一面 4. 将盖玻片一面朝上放置于显微镜的载物台上，用压片夹固定 5. 在低倍镜下先观察结构 6. 低倍镜下观察完毕后，再换成高倍镜观察 7. 观察所有切片后，在实训报告上绘图，并标明结构名称 8. 实训完毕，整理用物 （以上步骤，每做错一步扣8分） 提问各种上皮的结构特点 （根据回答情况适当扣分）	68	
熟练程度	操作时间20分钟 动作轻巧、准确	5 5	
职业规范行为	1. 服装、鞋、帽整洁 2. 仪表大方，举止端庄 3. 态度和蔼	4 3 3	

实训二　显微镜观察上皮组织实训报告

姓名		实训日期		学号	
班级		带教老师		评分	

【实训目的】

【实训内容】

【实训步骤】

【注意事项】

【实训作业】

1. 单层扁平上皮:具体要求如下。

(1)填图。

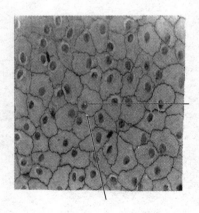

（2）描述其结构特点。

2. 单层立方上皮：具体要求如下。
（1）填图。

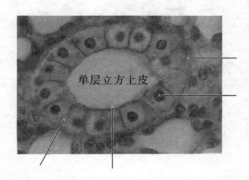

单层立方上皮

（2）描述其结构特点。

3. 单层柱状上皮：具体要求如下。
（1）填图。

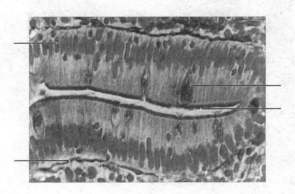

（2）描述其结构特点。

4. 假复层纤毛柱状上皮:具体要求如下。

（1）填图。

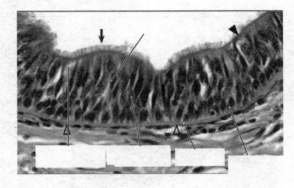

（2）描述其结构特点。

5. 复层扁平上皮:具体要求如下。

（1）填图。

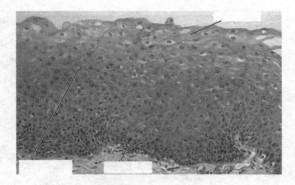

（2）描述其结构特点。

6. 简述变移上皮的结构特点?

7. 区分假复层纤毛柱状上皮与变移上皮在显微镜下的异同点。

8. 比较复层扁平上皮与变移上皮的结构特征。

老师签名：

批阅时间：

实训三

显微镜观察肌组织 和神经组织

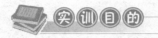

掌握:骨骼肌、心肌和平滑肌纤维的光镜结构,神经元胞体和有髓神经纤维的光镜结构。

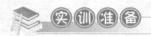

1. 学生准备:熟悉实训内容,衣帽整洁。

2. 光学显微镜、显微镜用油、二甲苯、擦镜纸。

3. 骨骼肌、心肌、平滑肌组织切片。

4. 多级神经元(脊髓横切面)和有髓神经纤维(坐骨神经纵切面)组织切片。

5. 多媒体视频。

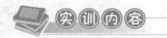

肌的分类 $\begin{cases} 骨骼肌:主要分布于四肢、躯干、头面部 \\ 心肌:组成心脏 \\ 平滑肌:主要分布于胃肠道、子宫、膀胱等 \end{cases}$

(一)骨骼肌

本片取材于人舌肌,铁苏木精染色。

1. 肉眼观察:标本呈椭圆形,深棕色。

2. 低倍镜观察:纵切面可见长带状的骨骼肌纤维平行排列,肌细胞核呈椭圆形,深蓝色,位于肌纤维的周边,隐约可见横纹。横断面的骨骼肌纤维呈圆形或多边形,细胞核位于肌膜处(图3-1)。

3. 高倍镜观察:具体如下。

(1)纵切面:肌纤维边缘紧贴肌膜内面,有许多卵圆形的细胞核,其长轴与肌纤维长轴平行排列;肌原纤维沿肌纤维的长轴平行排列,相邻肌原纤维的明带及暗带相互重叠,使肌纤维呈明暗相间的横纹,将视野调暗,横纹会更明显。肌纤维之间有少量结缔组织(图3-2)。

(2)横切面:肌纤维呈圆形或多边形,细胞核位于周边,紧靠肌膜处,肌原纤维呈许多深棕色小点状结构。在肌纤维之间有不少深色的结构,是成纤维细胞的细胞核,肌纤维周围的少量结缔组织为肌内膜(图3-3)。

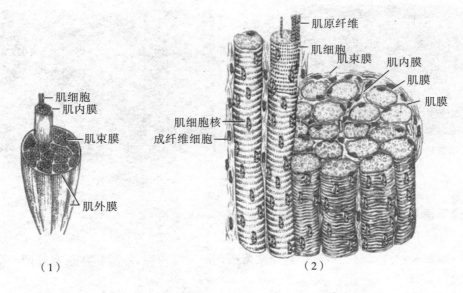

（1）　　　　　　　　　　　　　（2）

图 3 - 1　骨骼肌

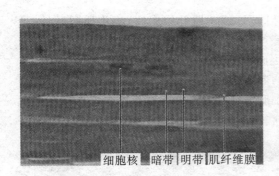

细胞核　暗带　明带　肌纤维膜

图 3 - 2　骨骼肌纵切面

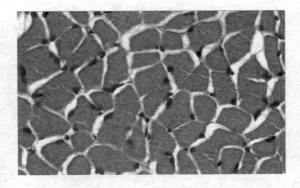

图 3 - 3　骨骼肌横切面

（二）心肌

本片取材于人心脏,HE 染色。

1. 肉眼观察:标本似锥形,一端粗厚,一端细长,厚端是心室,薄端是左心房,在标本的一侧还伸出一细长突起,此为房室瓣。

2. 低倍镜观察:心脏壁主要由心肌构成,移动标本可见心肌纤维的纵、横、斜等各种切面。

3. 高倍镜观察:具体如下。

（1）纵切面:心肌纤维呈短柱状,有分支互相连接成网,细胞核呈卵圆形,1~2 个,位于肌纤维中央。心肌纤维也有横纹,但不如骨骼肌明显。在心肌纤维首尾连接处,可见与横纹平行、染色较深的闰盘。肌纤维之间有少量结缔组织,内含丰富的血管(图 3 - 4)。

（2）横切面:肌纤维呈圆形或不规则形,大小近似,有的有细胞核,呈圆形,位于中央;有的没有切到细胞核。肌丝呈点状,位于细胞周边(图 3 - 5)。

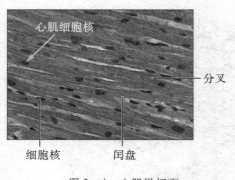

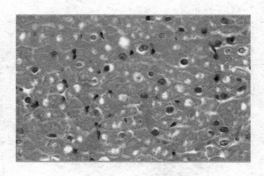

图 3 - 4　心肌纵切面　　　　　　　　　　图 3 - 5　心肌横切面

（三）平滑肌

本片取材于人结肠壁,HE 染色。

1. 肉眼观察:标本为长方形,一侧染成紫蓝色的面为内面,外层粉红色部分即平滑肌形成的肌层。

2. 低倍镜观察:在肠壁外周部分,可见成层排列的平滑肌,外层为横切面,呈大小不等的圆点状,内层为平滑肌纵切面,肌纤维呈细长梭形。

3. 高倍镜观察:具体如下。

（1）纵切面:呈细长梭形,细胞核为长杆状或椭圆形,位于肌纤维中央,细胞质嗜酸性,染成粉红色(图 3 -6)。在同一层内,肌纤维互相交错平行排列,即一个细胞中央粗部与相邻细胞两端细部重叠,因此,肌纤维排列紧密。肌纤维之间有少量结缔组织和血管。

（2）横切面:可见大小不等的圆形断面,较大的断面中可见细胞核,呈圆形,染色深,周围为少量肌浆(图 3 -7)。多数细胞未切到核,只有细胞质,嗜酸性,染成红色。由于平滑肌细胞互相交错排列,故相邻细胞的直径大小不等,这是平滑肌横断面的主要特征之一。

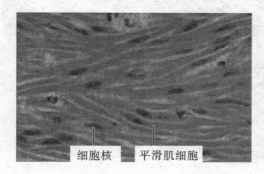

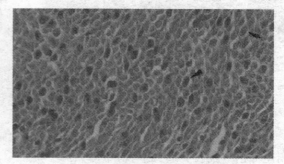

图 3 - 6　平滑肌纵切面

图中箭头所指的是平滑肌细胞核

图 3 - 7　平滑肌横切面

（四）多极神经元 1

本标本取材于兔脊髓,硫堇、HE 染色。

1. 肉眼观察:横切面为扁椭圆形,中央呈蝴蝶形,着色较深的部分为灰质,四周着色较浅的部分为白质。灰质较短、宽的一侧为前角,细而长的一侧为后角。

2. 低倍镜观察:脊髓横切面灰质前角可见有许多形态、大小不一的多极神经元,选择一典型的神经元,换高倍镜观察。白质是神经纤维集中的部位。神经纤维呈大小不等的圆形,中间紫红色小点是轴突,髓鞘被溶解,故呈空泡状。脊髓中央有中央管,腔面为室管膜细胞。

3. 高倍镜观察:神经元胞体大,形态不规则,伸出数个突起,有的神经元只见 1~2 个或不见突起。这是由于切片只切到神经元的一部分的缘故。神经元细胞核大而圆,染色浅,核仁明显,核内异染色质较少,故细胞核呈空泡状。细胞质内有大小不等、形态不一的紫蓝色斑块,为尼氏体。树突呈树枝状,内含尼氏体。轴突细而长,起始部呈圆锥形膨大即为轴丘。轴丘、轴突内均无尼氏体。神经元周围染成蓝紫色的细胞核为各种神经胶质细胞,粉红色的纤维为神经原纤维及神经胶质细胞突起。

(五)多极神经元 2

本片取材于人脊髓,镀银法染色。

1. 肉眼观察:同"多极神经元 1"之肉眼观察。

2. 低倍镜观察:移动标本,找到脊髓灰质前角多极神经元。

3. 高倍镜观察:在灰质内散在的神经元大部分为多突起形结构,呈浅棕褐色,中间部染色浅,为细胞核,核内有一圆形深染结构为核仁(图 3-8)。神经元胞体内有许多交织排列的棕褐色结构,即神经原纤维。神经元伸出的轴突、树突内均有神经原纤维。

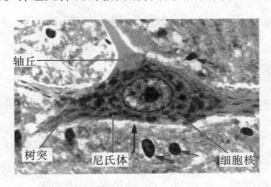

图 3-8　神经元

(六)有髓神经纤维

本片取材于兔坐骨神经,HE 染色。

1. 肉眼观察:标本呈粉红色,为两部分,一为长条形,系神经的纵切面;一为圆形,系神经的横切面。

2. 低倍镜观察:纵切面上密集排列的紫红色细条状结构即为有髓神经纤维;横切面上,神经纤维集合成束,每条神经纤维呈圆形。包裹在神经外面的致密结缔组织为神经外膜;包裹每束神经纤维的结缔组织为神经束膜;而包裹每条神经纤维的薄层结缔组织为神经内膜。

3. 高倍镜观察:纵切面上,神经纤维中央有一条粉红色的线条即轴突。轴突外包髓鞘和神经膜,HE 染色时,髓鞘的类脂质被溶解,仅见残留的蛋白质,呈网状或空泡状,染色浅。髓鞘两侧的细胞是神经膜细胞,可见蓝紫色长椭圆形的施万细胞(神经膜细胞)核。髓鞘分节段,各节段之间的缩窄部无髓鞘包裹,轴突裸露,为郎飞结,相邻神经纤维之间的一段称结间体(图 3-9)。横切面上,神经纤维呈圆形,中央紫红色小点是轴突,外围髓鞘和神经膜,有时可见边缘的神经膜细胞核(图3-10)。

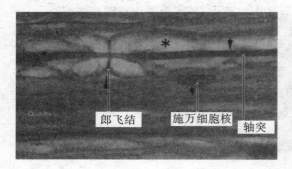

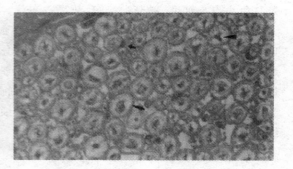

图3-9 有髓神经纤维纵切面 　　　　　图3-10 有髓神经纤维横切面

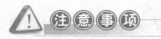 注意事项

1. 从低倍镜转向高倍镜后,如果图像不够清晰,可用细调节螺旋调节,若用粗调节螺旋调节,极易将盖玻片压碎。

2. 多极神经元的突起由于切片制作过程中多数突起已被切除,只能见到突起的根部,故难于区分树突和轴突。

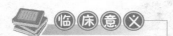 临床意义

骨骼肌纤维呈长圆柱状,平行排列,不同方位的肌纤维收缩可产生不同方向的运动,故骨骼肌收缩可增加运动的灵活性;心肌纤维有分叉且借闰盘连成一个整体,其整体收缩有利于将心室内的血液一并射出,增加了心的搏出量;平滑肌呈梭形,成层排列,其收缩可调节管状器官的管径,如小动脉壁上虽然只有数层平滑肌,但肌肉收缩后可致管径变小,血液流动阻力增大,血压升高。总之,三种肌组织的纤维排列不同,功能特点也各异。

神经元树突多于轴突是因为神经元要接受许多信息,进行加工处理,最后形成神经冲动输出。

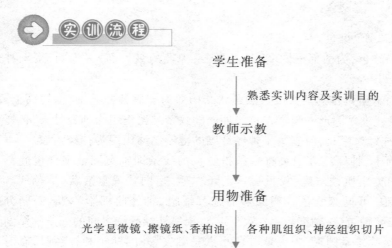 实训流程

学生准备

┃ 熟悉实训内容及实训目的

教师示教

┃

用物准备

光学显微镜、擦镜纸、香柏油 ┃ 各种肌组织、神经组织切片

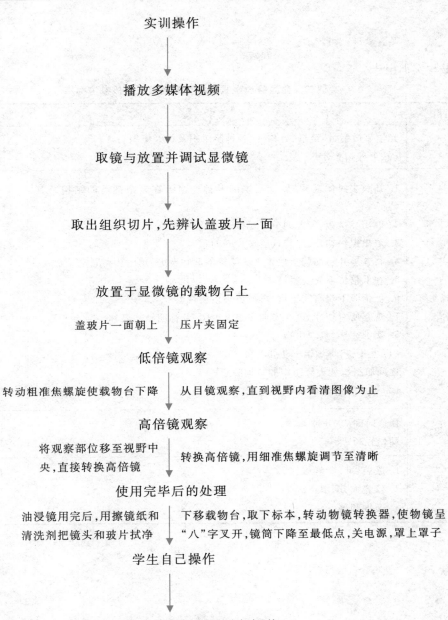

実训操作

播放多媒体视频

取镜与放置并调试显微镜

取出组织切片,先辨认盖玻片一面

放置于显微镜的载物台上

盖玻片一面朝上　压片夹固定

低倍镜观察

转动粗准焦螺旋使载物台下降　从目镜观察,直到视野内看清图像为止

高倍镜观察

将观察部位移至视野中央,直接转换高倍镜　转换高倍镜,用细准焦螺旋调节至清晰

使用完毕后的处理

油浸镜用完后,用擦镜纸和清洗剂把镜头和玻片拭净　下移载物台,取下标本,转动物镜转换器,使物镜呈"八"字叉开,镜筒下降至最低点,关电源,罩上罩子

学生自己操作

根据学生操作步骤和结果进行评价

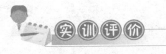

实训评价

详见实训评分标准。

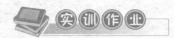

书写实训报告。

实训三　显微镜观察肌组织和神经组织考核参考标准

项目	要求	量分	得分
用物准备	光学显微镜、擦镜纸、香柏油、各种肌组织及神经组织切片 （缺 1 种扣 3 分）	12	
实训操作	1. 播放多媒体视频，展示肌组织及神经组织在显微镜下的结构及其特征 2. 取出显微镜，安置调节好显微镜 3. 取出组织切片，先辨认盖玻片一面 4. 将盖玻片一面朝上放置于显微镜的载物台上，用压片夹固定 5. 在低倍镜下先观察结构 6. 低倍镜下观察完毕后，再换成高倍镜观察 7. 观察所有切片后，在实训报告上绘图，并标明结构名称 8. 实训完毕，整理用物 （以上步骤，每做错一步扣 8 分） 提问肌组织和神经组织的结构特点 （根据回答情况适当扣分）	68	
熟练程度	操作时间 20 分钟 动作轻巧、准确	5 5	
职业规范行为	1. 服装、鞋、帽整洁 2. 仪表大方，举止端庄 3. 态度和蔼	4 3 3	

实训三 显微镜观察肌组织和神经组织实训报告

姓名		实训日期		学号	
班级		带教老师		评分	

【实训目的】

【实训内容】

【实训步骤】

【注意事项】

【实训作业】

1. 骨骼肌:具体要求如下。

(1)填图。

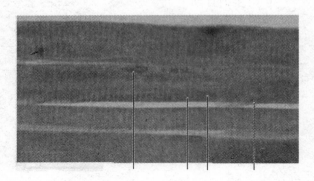

(2)描述其结构特点。

2. 平滑肌:具体要求如下。

(1)填图。

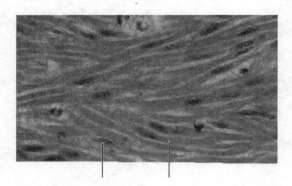

(2)描述其结构特点。

3. 心肌:具体要求如下。
(1)填图。

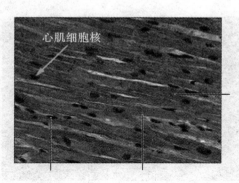

心肌细胞核

(2)描述其结构特点。

4. 神经元:具体要求如下。
(1)填图。

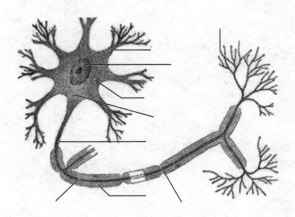

(2)描述其结构特点。

5. 有髓神经纤维:具体要求如下。

（1）填图。

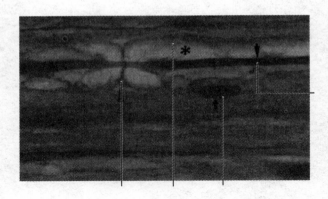

（2）描述其结构特点。

6. 说出肌纤维与结缔组织中胶原纤维的区别。

7. 比较骨骼肌纤维与心肌纤维形态结构的异同。

8. 比较光镜下闰盘与横纹的区分。

9. 描述多极神经元的结构特点。

老师签名：

批阅时间：

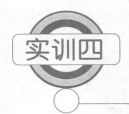

实训四　显微镜观察疏松结缔组织、软骨和骨组织

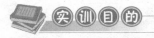

1. 掌握:疏松结缔组织、软骨和骨组织的光镜结构。
2. 熟悉:疏松结缔组织、软骨和骨组织的功能。

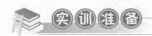

1. 学生准备:熟悉实训内容,衣帽整洁。
2. 光学显微镜、显微镜用油、二甲苯、擦镜纸。
3. 疏松结缔组织、软骨和骨组织切片。
4. 多媒体视频。

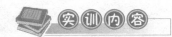

(一)疏松结缔组织平铺片

本片取材于小白鼠,HE、间苯二酚复红染色,同时进行了活体(台盼蓝)染色,以显示疏松结缔组织中的巨噬细胞。

1. 低倍镜观察:选择铺片较薄的地方,可见许多很细的纤维和深染的细胞。

2. 高倍镜观察:具体如下。

(1)胶原纤维:染成浅红色,粗细不等,呈波浪状,并相互交织。

(2)弹性纤维:染成紫褐色,较细,相互交织,断端常卷曲。

(3)成纤维细胞:为疏松结缔组织中最基本的细胞,数量较多,扁平多突起,细胞轮廓不清,细胞质弱嗜碱性,细胞核呈椭圆形,染色浅,核仁明显。镜下主要可见细胞核。

(4)巨噬细胞:常呈不规则形,有突起,细胞核小,卵圆形,染成浅蓝紫色,细胞质中可见被吞噬的大小不等的台盼蓝颗粒。

(5)肥大细胞:呈圆形或卵圆形,数量少;细胞核小,居中,染色浅;细胞质中充满粗大、分布均匀密集的紫蓝色颗粒。

(6)浆细胞:圆形或椭圆形,大小不等;细胞质丰富,嗜碱性强,染成蓝紫色,细胞核旁胞质有一浅染区;细胞核小而圆,多位于细胞一侧,染色质成粗块状沿核膜内面呈辐射状排列。

(二)透明软骨

本片取材于人气管,HE染色。

1. 肉眼观察:气管横切面为圆环状,管壁中央染成紫蓝色的部分为透明软骨。

2. 低倍镜观察：软骨表面有一层致密结缔组织构成的软骨膜，染成粉红色，深部为软骨组织。位于软骨边缘的软骨细胞胞体小，呈扁圆形，愈近软骨深层则细胞愈大，并成群分布。

3. 高倍镜观察：具体如下。

（1）软骨细胞：胞体大小不等，由于细胞质收缩，呈多角形。细胞核呈椭圆形，细胞质弱嗜碱性，位于软骨陷窝内。深层可见 2~8 个胞体较大、圆形或椭圆形的软骨细胞共同位于一个软骨陷窝内，称同源细胞群。

（2）软骨基质：位于软骨细胞间，呈均质状，弱嗜碱性，染成淡蓝色。软骨陷窝周围的基质强嗜碱性，染色较深，称软骨囊（图 4-1）。

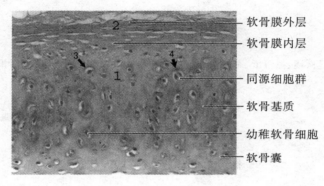

图 4-1　透明软骨

（三）长骨切片

本片取材于人长骨，骨磨片，大丽紫染色，树胶封固。用此法制作的标本，不能见到骨的细胞和有机成分。

1. 肉眼观察：标本呈棕色或黄绿色，较厚。

2. 低倍镜观察：骨表面可见由致密结缔组织构成的骨外膜，再向内与骨表面平行排列的数十层骨板为外环骨板，顺骨髓腔面排列的数层不规则的骨板为内环骨板。位于内、外环骨板之间的许多呈同心圆排列的骨板结构，即为骨单位。

3. 高倍镜观察：骨单位由中央管和哈佛氏骨板组成，数层哈佛氏骨板围绕中央管呈同心圆排列。骨板与骨板之间有很多染色深的点状结构为骨陷窝，是骨细胞胞体所占的空隙。由骨陷窝向四周发出许多骨小管，是生活状态时骨细胞突起所在的位置，相邻骨陷窝发出的骨小管彼此相通（图 4-2）。

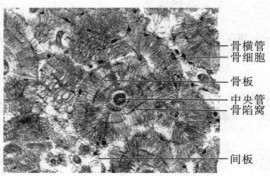

图 4-2　骨组织磨片

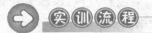

实训流程

学生准备

熟悉实训内容及实训目的

教师示教

用物准备

光学显微镜、擦镜纸、香柏油 ｜ 疏松结缔组织平铺片、软骨切片,骨磨片

实训操作

播放多媒体视频

取镜与放置并调试显微镜

取出组织切片,先辨认盖玻片一面

放置于显微镜的载物台上

盖玻片一面朝上 ｜ 压片夹固定

低倍镜观察

转动粗准焦螺旋使载物台下降 ｜ 从目镜观察,直到视野内看清图像为止

高倍镜观察

将观察部位移至视野中
央,直接转换高倍镜 ｜ 转换高倍镜,用细准焦螺旋调节至清晰

使用完毕后的处理

油浸镜用完后,用擦镜纸和
清洗剂把镜头和玻片拭净 ｜ 下移载物台,取下标本,转动物镜转换器,使物镜呈
"八"字叉开,镜筒下降至最低点,关电源,罩上罩子

学生自己操作

↓

根据学生操作步骤和结果进行评价

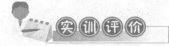

详见实训评分标准。

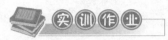

书写实训报告。

实训四　显微镜观察疏松结缔组织、软骨和骨组织考核参考标准

项目	要求	量分	得分
用物准备	光学显微镜、擦镜纸、香柏油、疏松结缔组织平铺片、软骨切片、骨磨片（缺1种扣3分）	12	
实训操作	1. 播放多媒体视频,展示疏松结缔组织、软骨和骨组织在显微镜下的结构及其特征 2. 取出显微镜,安置调节好显微镜 3. 取出组织切片,先辨认盖玻片一面 4. 将盖玻片一面朝上放置于显微镜的载物台上,用压片夹固定 5. 在低倍镜下先观察结构 6. 低倍镜下观察完毕后,再换成高倍镜观察 7. 观察所有切片后,在实训报告上绘图,并标明结构名称 8. 实训完毕,整理用物 （以上步骤,每做错一步扣8分） 提问疏松结缔组织、软骨和骨组织的结构特点 （根据回答情况适当扣分）	68	
熟练程度	操作时间20分钟 动作轻巧、准确	5 5	
职业规范行为	1. 服装、鞋、帽整洁 2. 仪表大方,举止端庄 3. 态度和蔼	4 3 3	

实训四　显微镜观察疏松结缔组织、软骨和骨组织实训报告

姓名		实训日期		学号	
班级		带教老师		评分	

【实训目的】

【实训内容】

【实训步骤】

【注意事项】

【实训作业】

1. 疏松结缔组织：具体要求如下。

（1）填图。

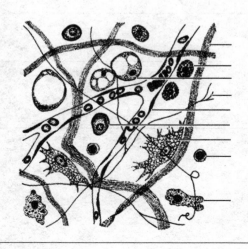

（2）描述其结构特点。

2. 软骨组织：具体要求如下。

（1）填图。

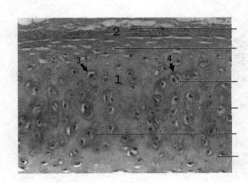

（2）描述其结构特点。

3. 骨组织：具体要求如下。

（1）填图。

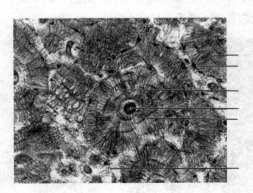

（2）描述其结构特点。

老师签名

批阅时间：

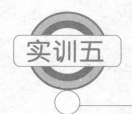

实训五　　**显微镜观察血细胞**

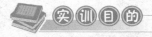

1. 掌握:各种血细胞的光镜下形态结构特点。
2. 熟悉:各种血细胞的功能。

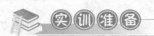

1. 学生准备:熟悉实训内容,衣帽整洁。
2. 光学显微镜、显微镜用油、二甲苯、擦镜纸。
3. 血涂片。
4. 多媒体视频。

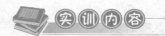

本片取材于人外周血,瑞氏染色。

1. 低倍镜观察:视野内大量粉红色圆形小体为红细胞,其间散布有少量胞体较大、圆形、细胞核染成蓝紫色的细胞为白细胞(图5 – 1)。

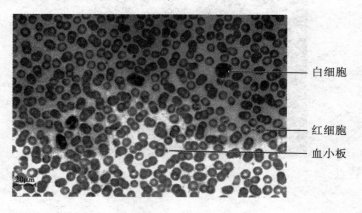

图 5 – 1　血涂片

2. 高倍镜观察:具体如下。

(1)红细胞:数量最多,细胞染成红色,呈双凹圆盘状,中央浅,边缘深,无细胞核(图5 – 2)。

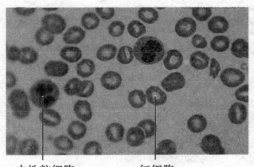

中性粒细胞　　　　　红细胞

图5-2　高倍镜下红细胞

（2）白细胞：①中性粒细胞，为圆形，体积较红细胞大，细胞核形态多样，呈腊肠状或分叶状（一般2~5叶者居多）。细胞质中有许多细小浅紫色或淡红色的中性颗粒（图5-3）。②嗜酸性粒细胞，数量少，不易找到，细胞体积较中性粒细胞稍大；细胞核常分为两叶，如"八"字形；细胞质中充满粗大、均匀、略带折光性的橘红色嗜酸性颗粒（图5-4）。③嗜碱性粒细胞，数量极少，故很难找到；细胞体积与中性粒细胞相似；细胞核分叶呈"S"形及不规则形，着色较浅；细胞质内含

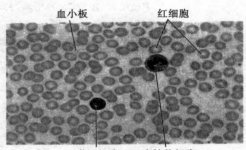

血小板　　　　　　红细胞

淋巴细胞　　　中性粒细胞

图5-3　血涂片

有大小不等、分布不均的蓝紫色嗜碱性颗粒，细胞核常被颗粒所遮盖。④单核细胞，体积最大，数量较少；细胞核呈卵圆形、肾形、马蹄形或不规则形，常偏于细胞一侧，染色质呈细网状，染色略浅；细胞质呈弱嗜碱性，染成灰蓝色，内含许多细小的嗜天青颗粒（图5-5）。⑤淋巴细胞，小淋巴细胞数量最多，体积与红细胞相似；细胞核呈圆形，染色质致密呈块状，染色深，一侧常有小凹陷；细胞质较少，在核周呈一窄缘，嗜碱性，染成天蓝色，含少量嗜天青颗粒（图5-3）。

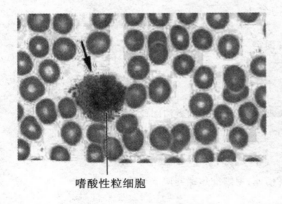

嗜酸性粒细胞

图5-4　嗜酸性粒细胞

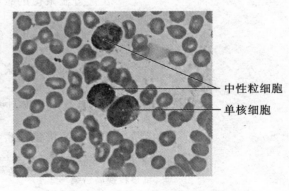

中性粒细胞

单核细胞

图5-5　单核细胞

（3）血小板：分布于红细胞和白细胞之间，常聚集成群，体积最小，形态不规则，其周围细胞质透明，略呈淡蓝色，中央含有许多深染的紫红色颗粒。

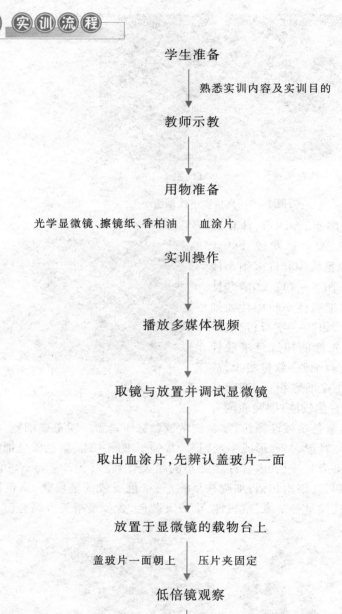

实训流程

学生准备

熟悉实训内容及实训目的

教师示教

用物准备

光学显微镜、擦镜纸、香柏油 ｜ 血涂片

实训操作

播放多媒体视频

取镜与放置并调试显微镜

取出血涂片，先辨认盖玻片一面

放置于显微镜的载物台上

盖玻片一面朝上 ｜ 压片夹固定

低倍镜观察

转动粗准焦螺旋使载物台下降 ｜ 从目镜观察，直到视野内看清图像为止

高倍镜观察

将观察部位移至视野中央，直接转换高倍镜 ｜ 转换高倍镜，用细准焦螺旋调节至清晰

使用完毕后的处理

油浸镜用完后，用擦镜纸和清洗剂把镜头和玻片拭净 ｜ 下移载物台，取下标本，转动物镜转换器，使物镜呈"八"字叉开，镜筒下降至最低点，关电源，罩上罩子

学生自己操作

↓

根据学生操作步骤和结果进行评价

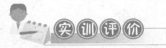

详见实训评分标准。

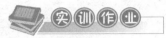

书写实训报告。

实训五　显微镜观察血细胞考核参考标准

项目	要求	量分	得分
用物准备	光学显微镜、擦镜纸、香柏油、血涂片 （缺 1 种扣 3 分）	12	
实训操作	1. 播放多媒体视频，展示血涂片在显微镜下的结构及其特征 2. 取出显微镜，安置调节好显微镜 3. 取出血涂片，先辨认盖玻片一面 4. 将盖玻片一面朝上放置于显微镜的载物台上，用压片夹固定 5. 在低倍镜下观察结构 6. 低倍镜下观察完毕后，再换成高倍镜观察 7. 观察所有切片后，在实训报告上绘图，并标明结构名称 8. 实训完毕，整理用物 （以上步骤，每做错一步扣 8 分） 提问血细胞的结构特点 （根据回答情况适当扣分）	68	
熟练程度	操作时间 20 分钟 动作轻巧、准确	5 5	
职业规范行为	1. 服装、鞋、帽整洁 2. 仪表大方，举止端庄 3. 态度和蔼	4 3 3	

实训五　显微镜观察血细胞实训报告

姓名		实训日期		学号	
班级		带教老师		评分	

【实训目的】

【实训内容】

【实训步骤】

【注意事项】

【实训作业】

1. 红细胞:具体要求如下。

(1)绘出高倍镜下红细胞的形态。

（2）描述红细胞的结构特点。

2. 中性粒细胞：具体要求如下。
（1）绘出高倍镜下中性粒细胞的形态。

（2）描述中性粒细胞的结构特点。

3. 单核细胞：具体要求如下。
（1）绘出高倍镜下单核细胞的形态。

（2）描述单核细胞的结构特点。

4. 淋巴细胞：具体要求如下。
（1）绘出高倍镜下淋巴细胞的形态。

（2）描述淋巴细胞的结构特点。

5. 嗜酸性粒细胞：具体要求如下。
（1）绘出高倍镜下嗜酸性粒细胞的形态。

（2）描述嗜酸性粒细胞的结构特点。

6. 嗜碱性粒细胞：具体要求如下。
（1）绘出高倍镜下嗜碱性粒细胞的形态。

（2）描述嗜碱性粒细胞的结构特点。

老师签名：

批阅时间：

実训六 运动系统(骨骼):
躯干骨及其连结

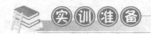

实训目的

1. 掌握:各种躯干骨的结构特点及体表标志。
2. 熟悉:脊柱的组成及连接。
3. 了解:胸廓的组成。

实训准备

1. 学生准备:熟悉实训内容,衣帽整洁。
2. 用物准备:各种躯干骨的标本及模型、脊柱标本、3D视频、挂图。

实训内容及方法

(一)躯干骨

躯干骨的组成包括椎骨、胸骨和肋骨。

1. 椎骨:具体如下。

(1)椎骨的一般形态:取一块游离椎骨观察,椎骨的前部成短圆柱状为椎体,后部呈弓状的为椎弓。椎弓可分为前方低窄的椎弓根和后方的椎弓板。在椎弓板上向两侧伸出一对横突,向上、下分别伸出一对上、下关节突,向后伸出一个棘突。椎体和椎弓之间围成椎孔(图6-1)。

(2)各部椎骨的特征:从游离椎骨中分别找出第1、第2和第7颈椎以及1块胸椎、1块腰椎、骶骨和尾骨标本,分别观察各部椎骨的特征。

1)颈椎:椎体较小、横断面近似椭圆形;横突根部有横突孔,第2~6颈椎棘突末端分叉(图6-2)。第1颈椎又称寰椎,无椎体及棘突(图6-3);第2颈椎又称枢椎,其椎体上有伸向上的齿突(图6-4);第7颈椎又称隆椎,棘突较长。

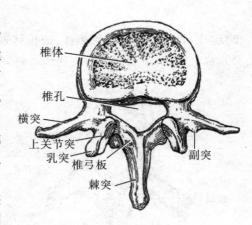

椎体
椎孔
横突
上关节突
乳突
椎弓板
副突
棘突

图6-1 椎骨结构

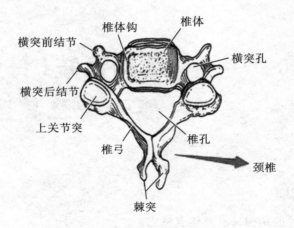

图 6 - 2　颈椎形态

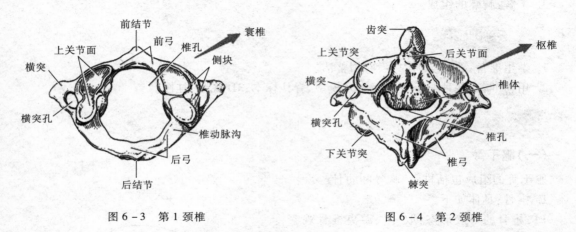

图 6 - 3　第 1 颈椎　　　　　　　　　　　图 6 - 4　第 2 颈椎

2) 胸椎:胸椎两侧与肋骨相接,故椎体两侧的上、下和横突末端均有小的关节面(图 6 - 5),分别称上肋凹、下肋凹和横突肋凹。棘突细长向后下方倾斜。

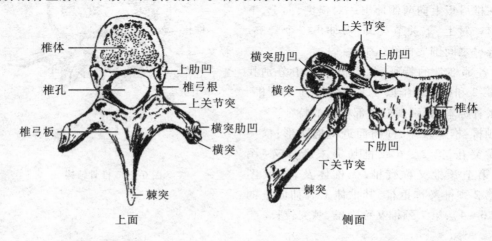

图 6 - 5　胸椎形态结构

3)腰椎:腰椎的椎体最大,椎弓发达,棘突宽大呈矢状位水平后伸,末端钝圆(图6-6)。

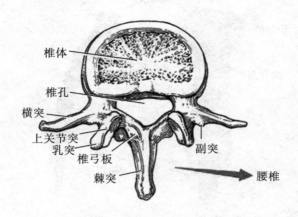

图6-6　腰椎形态和结构

4)骶骨:骶骨呈倒三角形,上端前缘向前突出部为骶骨岬,外侧有粗糙的耳状面,骶骨前面光滑凹陷,对向盆腔,有4对骶前孔,后面粗糙隆凸,有4对骶后孔(图6-7),后面正中有棘突融合而成的骶正中嵴,骶正中嵴的下方有形状不整齐的骶管裂孔,此孔两侧有明显的骶角。

5)尾骨:由3~4块尾椎融合而成(图6-7)。

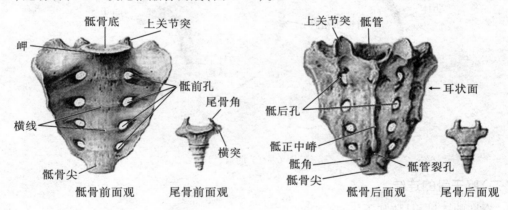

图6-7　骶骨、尾骨形态结构

2. 胸骨:胸骨自上而下由胸骨柄、胸骨体和剑突3部分组成。胸骨柄上缘有3个凹陷,中部的为颈静脉切迹,两侧的与锁骨相关节,称锁切迹。柄、体相连处稍向前突,称胸骨角。胸骨角外侧端相连的是第2肋软骨,故胸骨角常作为计数肋序数的标志。胸骨体外侧缘分别与第2~7肋软骨相接;剑突薄而窄,末端游离(图6-8)。

3. 肋骨:在胸廓标本可见肋骨左、右各12条,每条肋骨后端稍膨大,称肋头,与胸椎椎体肋凹相关节。肋头外侧稍细的部分称为肋颈,再向前移行为肋体。颈、体交界处的后外侧有突出的肋结节,其上的关节面与胸椎横突肋凹相关节。肋体内面近下缘处有一浅沟,称肋沟,肋间神经、血管行于其中(图6-9)。体的后份急转弯处称为肋角。肋的前端有肋软骨。

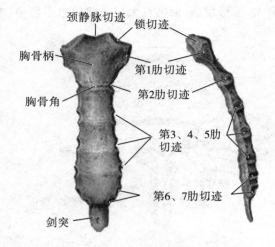

图 6-8 胸骨形态及结构

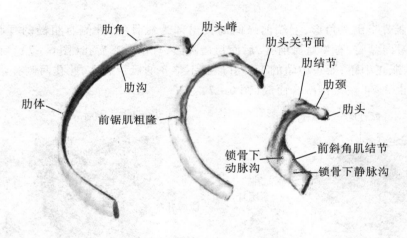

图 6-9 肋骨

（二）躯干骨的连结

1. 脊柱的连结：具体如下。

（1）椎间盘：呈盘状，连结相邻的两个椎体。其周围部称纤维环，中央部为髓核。

（2）韧带：前纵韧带和后纵韧带分别位于椎体和椎间盘的前方和后方；棘上韧带连于棘突的末端，细长，至项部则变宽，成为片状的项韧带；黄韧带连于相邻的椎弓板；棘间韧带连于相邻的棘突之间。

（3）关节：关节突关节由相邻椎骨的上、下关节突构成，寰枢关节由寰椎和枢椎构成，寰枕关节由寰椎上关节面与枕髁构成。

（4）脊柱的整体观：前面观可见椎体自上而下逐渐增大，到第2骶椎后又逐渐缩小；后面观可见椎骨棘突排列在正中，其中胸椎棘突呈现叠瓦状排列；侧面观可见4个生理性弯曲，其中颈曲和腰曲凸向前，胸曲和骶曲凸向后（图6-10）。

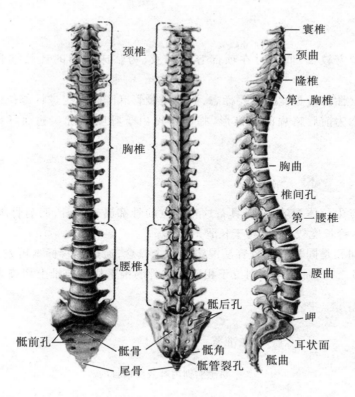

图 6-10 脊柱的整体观

2. 胸廓:胸廓的组成包括 12 对肋、12 块胸椎和 1 块胸骨。在骨架上观察胸廓的构成,整体形态,特别注意观察两口的构成。在胸廓后部可观察到由肋头关节面与相应椎体肋凹构成的肋头关节以及由肋结节关节面与相应横突肋凹构成的肋横突关节;在胸廓前部可观察到由第 2~7 肋软骨与胸骨肋切迹构成的胸肋关节,第 1 肋与胸骨柄之间形成的软骨结合以及第 8~10 肋软骨前端与上位肋软骨借软骨间关节相连所形成的肋弓(图 6-11)。

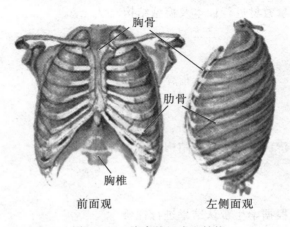

图 6-11 胸廓的组成和结构

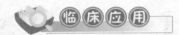临床应用

1. 第 7 颈椎棘突较长,低头时在项部容易触及,为临床常用的计数椎骨及针灸取穴的标志。

2. 骶骨岬是女性测量骨盆的重要标志,骶角是骶管麻醉时确定进针部位的标志。

3. 胸廓的形态为前后略扁的圆锥形,临床常见由于呼吸系统疾病而导致胸廓前后径增大,称为桶状胸。

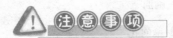注意事项

1. 长骨的特点为一体两端,只要具备这个特点的骨都属于长骨,而与骨本身长短无关,因此掌骨与指骨等尽管长度较短,也属于长骨的范畴。

2. 椎孔与椎间孔是同学们比较容易混淆的一个概念,通过观察标本可发现椎孔位于同一椎骨的椎体与椎弓之间,而椎间孔则位于相邻两椎骨的椎下切迹与椎上切迹之间。

实训流程

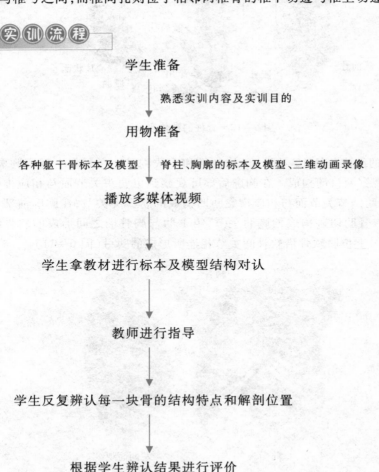

学生准备

熟悉实训内容及实训目的

用物准备

各种躯干骨标本及模型　脊柱、胸廓的标本及模型、三维动画录像

播放多媒体视频

学生拿教材进行标本及模型结构对认

教师进行指导

学生反复辨认每一块骨的结构特点和解剖位置

根据学生辨认结果进行评价

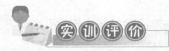

详见实训评分标准。

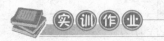

书写实训报告。

实训六　运动系统(骨骼)：躯干骨及其连结考核参考标准

项目	要求	量分	得分
用物准备	各种椎骨、胸骨、肋骨、骶椎、尾椎 (缺 1 种扣 3 分)	15	
实训操作	1. 播放多媒体视频，展示躯干骨的结构和形态 2. 取出躯干骨的标本 3. 根据教材辨认骨的结构 4. 辨认解剖标志及体表标志 5. 反复观看和记忆 6. 分组讨论 7. 观察所有标本后，在实训报告上绘图，并标明结构名称 8. 实训完毕，整理用物 (以上步骤，每做错一步扣 8 分) 提问各躯干骨的结构特点 (根据回答情况适当扣分)	65	
熟练程度	操作时间 20 分钟 动作轻巧、辨认准确	5 5	
职业规范行为	1. 服装、鞋、帽整洁 2. 仪表大方，举止端庄 3. 态度和蔼	4 3 3	

实训六　运动系统(骨骼):躯干骨及其连结实训报告

姓名		实训日期		学号	
班级		带教老师		评分	

【实训目的】

【实训内容】

【实训步骤】

【体表标志】

【实训作业】

1. 椎骨:具体要求如下。

(1)填图。

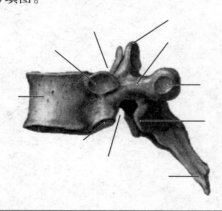
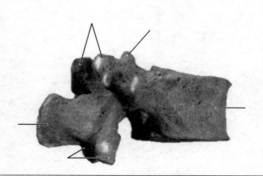

(2)描述颈椎的结构特点。

(3)比较颈椎、胸椎和腰椎各有什么特点。

2. 肋骨:具体要求如下。
(1)填图。

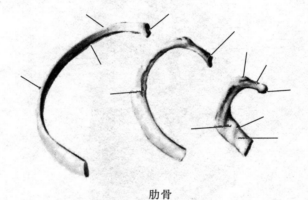

肋骨

(2)描述肋骨的结构特点。

3. 胸骨:具体要求如下。
(1)填图。

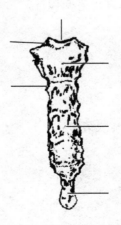

(2)描述胸骨的结构特点。

4. 脊柱:具体要求如下。
(1)填图。

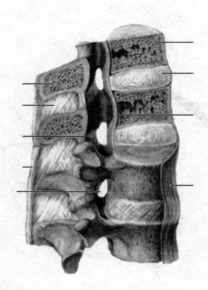

(2)描述脊柱的连结特点。

(3)临床上做腰椎穿刺时,需要依次经过哪些韧带?

(4)说出椎骨之间的连结主要包括哪些结构。

5. 胸廓:具体要求如下。
(1)填图。

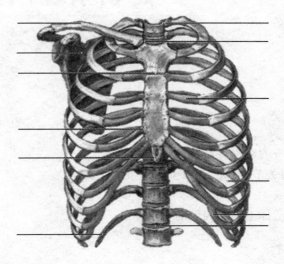

(2)描述胸廓的组成及特点。

老师签名:

批阅时间:

实训七 | 运动系统（骨骼）：
四肢骨及其连结

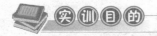

1. 掌握：各种四肢骨的结构特点及体表标志。
2. 熟悉：肩关节、肘关节、髋关节、膝关节的组成及其连结。
3. 了解：骨盆的组成。
4. 结合标本，能在活体上触摸四肢的骨性标志。

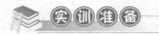

1. 学生准备：熟悉实训内容，衣帽整洁。
2. 用物准备：各种四肢骨的标本及模型、骨盆标本、3D 视频、挂图。

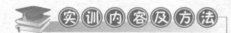

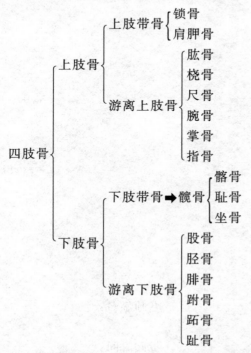

首先在人体骨架标本上辨认各上肢骨的名称、数目，然后在活体上分别确定骨的部位，同

时应用人体标本,辨别骨的侧别(左或右侧)和方位,然后进行观察。

(一)上肢骨

1. 锁骨:锁骨全长均可在体表摸到,是重要的骨性标志。锁骨内侧 2/3 凸向前,外侧 1/3 凸向后(图 7-1)。

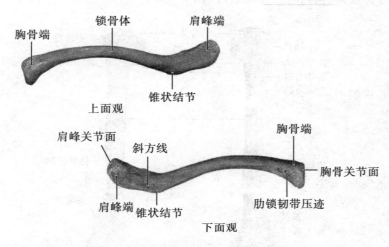

图 7-1 锁骨

2. 肩胛骨:肩胛骨为三角形扁骨,分 2 个面、3 个缘和 3 个角。前面为一大而浅的凹窝,称肩胛下窝;后面上方有一向前外上方的突起,称肩胛冈;冈的外侧端扁平,称肩峰(图 7-2)。冈的上、下方各有一凹窝,分别称冈上窝和冈下窝。外侧缘较厚,内侧缘较薄,上缘近外侧有一小切迹,称肩胛切迹;自切迹的外侧向前伸出一手指状的突起,称喙突。外侧角有一个面向外侧的凹窝,较浅,称关节盂,与肱骨头形成肩关节。

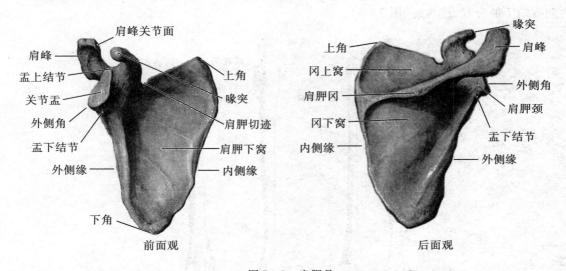

图 7-2 肩胛骨

3. 肱骨:肱骨为典型长骨,分一体两端。上端有朝向后上内侧的半球形结构称为肱骨头,上端向外侧的突起称为大结节,向前突出的小突起称为小结节,两结节之间的纵沟为结节间沟。上端与肱骨体交界处缩窄变细部称为外科颈。肱骨体外侧面中部有一"V"形隆起的粗糙称为三角肌粗隆,在粗隆的后内侧有一自内上斜向外下走行的浅沟称为桡神经沟,桡神经在此沟内走行。肱骨下端内侧为肱骨滑车,它与尺骨相关节;外侧呈球形,称肱骨小头,它与桡骨相关节。滑车的后上方有一个大窝,称鹰嘴窝。下端两侧各有一突起,分别称内上髁和外上髁。内上髁后面有尺神经沟,沟内有尺神经通过(图7-3)。

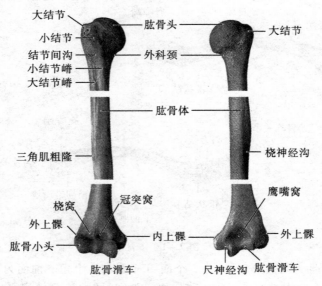

图7-3 肱骨

4. 尺骨:尺骨上端大,下端小。上端有两个朝前的明显突起,上方的称为鹰嘴,下方的称为冠突,二者之间的半月形关节面称为滑车切迹。在滑车切迹的下外侧有一小关节面称为桡切迹。在冠突稍下方有一不明显的粗糙而隆起,称尺骨粗隆。尺骨下端有球形的尺骨头,其后内侧有向下的突起,称茎突(图7-4)。

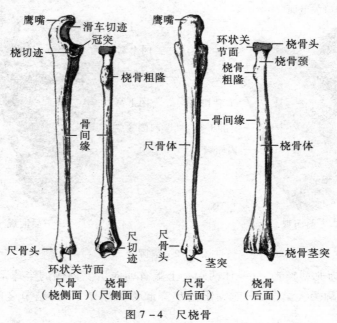

图7-4 尺桡骨

5. 桡骨:桡骨上端小,下端大。上端有圆柱形的桡骨头,头上面有关节凹,它与肱骨小头形成肱桡关节(图7-4)。头的周围为半环状关节面,与尺骨桡切迹形成关节。桡骨头下方变细的部分称为桡骨颈,颈下有向前内侧突出的桡骨粗隆。桡骨体内侧缘锐利,称骨间嵴。桡骨下端外侧向下突出的部分称为茎突,内侧有凹形关节面,称尺切迹,与尺骨相关节。

6. 手骨:手骨由8块腕骨、5块掌骨和14块指骨构成(图7-5)。

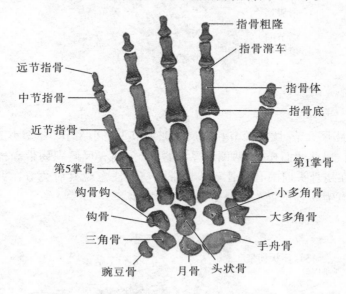

图7-5　手骨

(二)上肢骨的连结

1. 胸锁关节:由胸骨的锁切迹与锁骨的胸骨端构成,其关节囊坚韧,并有韧带加强,囊内有关节盘(图7-6)。

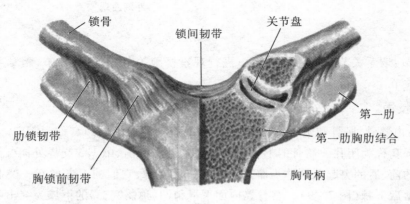

前面观

图7-6　胸锁关节

2. 肩锁关节:由肩胛骨的肩峰与锁骨的肩峰端构成。

3. 肩关节:由肱骨头与肩胛骨的关节盂构成(图7-7)。关节盂小而浅,关节囊薄而松弛,囊内有肱二头肌长头腱通过,关节囊下部最薄弱。肩关节运动形式多样,可做前屈、后伸、内收、外展、旋内、旋外和环转运动。

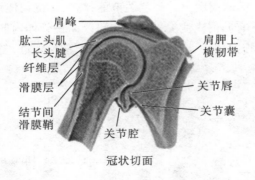

图 7-7 肩关节

4. 肘关节：包括肱尺关节、肱桡关节和桡尺近侧关节 3 个小关节。3 个小关节包在 1 个关节囊内。关节囊的前、后部薄而松弛，两侧部厚而紧张，分别有尺侧副韧带和桡侧副韧带加强（图 7-8）。关节囊在桡骨头周围有桡骨环状韧带包绕。注意观察肘关节在做屈伸运动时肱骨内、外上髁和尺骨鹰嘴 3 点位置关系的变化。

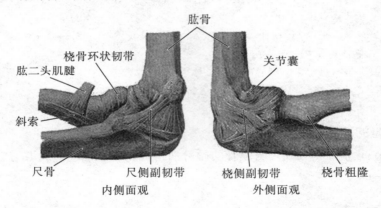

图 7-8 肘关节

5. 手关节：取手关节标本（冠状切面）进行观察桡腕关节、腕骨间关节、腕掌关节、掌指关节和手指间关节。

（三）下肢骨

1. 髋骨：由髂骨、耻骨和坐骨融合组成，融合处有一大而深的凹窝称为髋臼。在髋臼的前下方有一卵圆孔称为闭孔。髂骨的上缘称为髂嵴。髂嵴的前、中 1/3 交界处向外侧突，称为髂结节。髂嵴的前、后的突起分别称为髂前上棘和髂后上棘，它们的下方各有一突起，分别称为髂前下棘和髂后下棘（图 7-9）。髂骨翼内面平滑稍凹，称髂窝；窝的下界为突出的弓状线，窝的后下方为耳状面，与骶骨的耳状面构成关节。坐骨分体和支两部分，坐骨体位于髋臼后下部，肥厚粗壮，体向后下延续为坐骨支，其后下为粗大的坐骨结节。结节的后上方有一三角形突起，称坐骨棘；棘的上、下各有一切迹，分别称为坐骨大切迹和坐骨小切迹。耻骨分体及上支、下支，体构成髋臼的前下部，它和髂骨体结合部的上面有较粗糙的髂耻隆起，耻骨体向前内移行为耻骨上支，上支的上缘锐利，称耻骨梳；耻骨梳向后与弓状线相续，向前终于一个圆形的隆起,称耻骨结节;耻骨上支的内侧端呈锐角弯向下,移行为耻骨下支。耻骨上、下支移行部的内侧面为耻骨联合面。

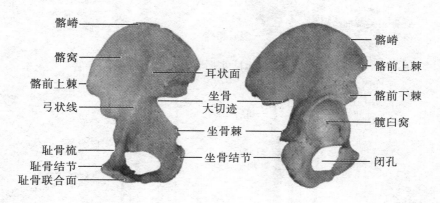

图 7-9　髋骨

2. 股骨:分体及上、下两端。上端弯向内上方,末端的球状膨大部称为股骨头,头顶端有一小凹,称股骨头凹。股骨头外下方较细的部分称为股骨颈。颈与体的连结处有两个隆起,外上方的较大,称大转子;内下方的较小,称小转子。大、小转子之间,前面有转子间线,后面有转子间嵴(图7-10)。股骨下端膨大,向后方突出形成内侧髁和外侧髁,两髁后部之间的深窝称为髁间窝。两髁侧面的突出部,分别称为内上髁和外上髁。

3. 髌骨:呈三角形,底朝上,尖朝下。前面粗糙,后面光滑。

4. 胫骨:分上、下两端和一体。上端向后方及两侧突出,形成内侧髁和外侧髁,两髁之间向上的隆起称为髁间隆起(图7-11)。胫骨上端与体移行处的前面,有一三角形的隆起,称胫骨粗隆。胫

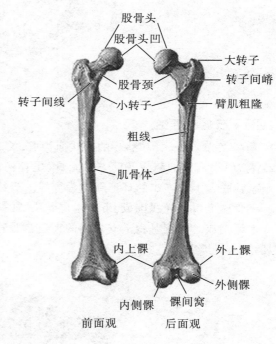

图 7-10　股骨

骨体呈三棱柱形,其前缘锐利,内侧面平坦。胫骨下端较膨大,其内侧面向下突起,称内踝;外侧面有一容纳腓骨下端的腓切迹。

5. 腓骨:腓骨上端膨大稍圆,称腓骨头;下端粗大而略扁,称外踝。(图7-11)。

6. 足骨:足骨由 7 块跗骨、5 块跖骨和14 块趾骨组成。

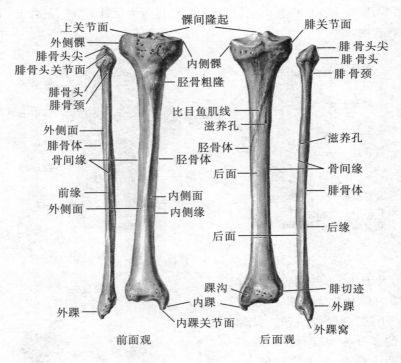

图 7 – 11　胫、腓骨

（四）下肢骨的连结

1. 骶髂关节：由骶骨和髂骨的耳状面构成，关节囊紧张，周围有坚厚的韧带加强。

2. 骨盆：由两侧的髋骨及后方的骶骨、尾骨构成。从骶骨岬经两侧弓状线、耻骨梳、耻骨结节至耻骨联合上缘连成的环形线称为界线。界线以上为大骨盆（图 7 – 12），界线以下为小骨盆。小骨盆上口由界线围成，下口由尾骨尖、骶结节韧带、坐骨结节、坐骨支、耻骨下支和耻骨联合下缘围成。两侧耻骨下支之间的夹角为耻骨下角。观察男、女性骨盆标本或模型，注意比较其差别。

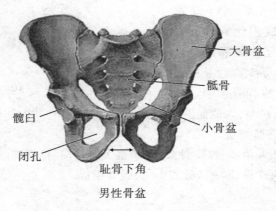

图 7 – 12　骨盆

3. 髋关节：由髋臼与股骨头构成。关节囊厚而坚韧，周围有韧带加强，其中以前方的髂股韧带为最强厚，关节囊后下部薄弱。关节囊内有股骨头韧带。髋关节可做屈、伸、内收、外展、旋内、旋外和环转运动(图7-13)。

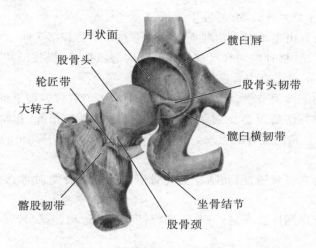

图7-13　髋关节

4. 膝关节：由股骨下端、胫骨上端和髌骨构成，膝关节前方有股四头肌腱延续而成的髌韧带(图7-14)，外侧有腓侧副韧带，内侧有胫侧副韧带，关节囊内有前、后两条交叉韧带，在关节面之间分别有内侧半月板和外侧半月板。膝关节的主要运动是屈、伸。在半屈位时，可做小幅度的旋内和旋外运动。

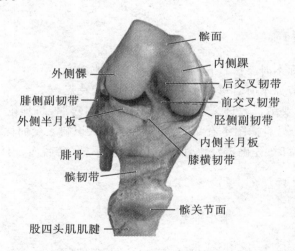

图7-14　膝关节

5. 足关节：包括距小腿关节(踝关节)、跗骨间关节、跗跖关节、跖趾关节和趾骨间关节。距小腿关节的关节囊前、后壁都较薄而松弛，两侧分别有内侧韧带和外侧韧带增强。足关节的其他韧带都比较发达，连结牢固。

6. 足弓：在串联的足骨标本上观察。内侧纵弓由跟骨、距骨、足舟骨、3块楔骨以及内侧3块跖骨连结构成，前端的承重点在第1跖骨头，后端的承重点在跟结节；外侧纵弓由跟骨、骰骨和外侧2块跖骨构成；横弓由骰骨、3块楔骨和跖骨构成。外侧的承重点在第5跖骨基底部。

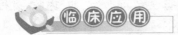

1. 锁骨外、中 1/3 交界处较细,易发生骨折。

2. 肩胛骨在上肢自由下垂时上角和下角分别平对第 2 肋和第 7 肋,是计数肋的标志。

3. 肱骨外科颈后缘、桡神经沟和尺神经沟内分别有腋神经、桡神经和尺神经经过,故不同部位骨折或护理体位不当压迫均易损伤不同的神经。

4. 由于肩关节的下部关节囊较薄弱,所以临床上肩关节脱位以前下壁脱位最常见。

5. 临床上肘关节外伤后可造成肘关节后脱位或肱骨髁上骨折,此时肘关节均可出现肿胀、畸形,但可通过肘三角的位置关系来鉴别上述两种疾病,前者肘三角的位置关系改变,后者肘三角的位置关系正常。

6. 髂骨内终身存在红骨髓,因此临床上行骨髓穿刺抽取骨髓时常选择髂结节、髂前上棘或髂后上棘处进行。

7. 当膝关节处于半屈曲位时,膝关节可进行轻度旋转运动,若旋转强劲,半月板常被关节面挤压而损伤。

8. 当踝关节跖屈时,距骨与胫骨之间的接触面较小,足能做轻微的侧方运动,关节不稳定,故踝关节扭伤多发生在跖屈(下坡、下山、下楼梯时)的情况下。

9. 在自己身上寻找髂嵴、髂结节、髂前上棘、髂后上棘、股骨大转子、髌骨、胫骨粗隆、内踝、外踝、锁骨全长、肩胛骨上角及下角、肩胛冈、喙突、肱骨内上髁及外上髁、尺骨鹰嘴和桡骨茎突等体表标志。

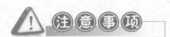

1. 在观察四肢骨标本时要按长骨的一体二端有序地观察。

2. 在观察四肢关节标本时着重观察关节的基本构造特点。

3. 在观察标本时,要结合教材文字描述和插图与标本对照,将理论与实际融会贯通,加深对理论知识的理解。若只看插图不看文字,则对标本的认识缺乏全面性。

4. 在进行标本观察时,先确定每块骨的左右肢、上下端、前后面、内外侧是非常关键的。

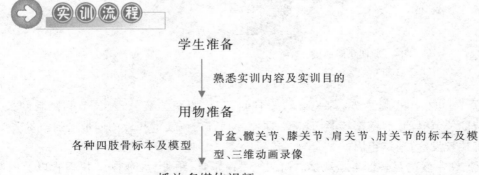

学生准备

↓ 熟悉实训内容及实训目的

用物准备

各种四肢骨标本及模型 ↓ 骨盆、髋关节、膝关节、肩关节、肘关节的标本及模型、三维动画录像

播放多媒体视频

↓

学生拿教材进行标本及模型结构对认

↓

教师进行指导

↓

学生反复辨认每一块骨的结构特点和解剖位置

↓

根据学生辨认结果进行评价

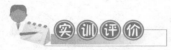

详见实训评分标准。

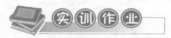

书写实训报告。

实训七　运动系统(骨骼):四肢骨及其连结考核参考标准

项目	要求	量分	得分
用物准备	各种四肢骨、骨盆、髋关节、膝关节、肘关节、肩关节模型和标本 (缺 1 种扣 3 分)	15	
实训操作	1. 播放多媒体视频,展示躯干骨的结构和形态 2. 取出四肢骨的标本 3. 根据教材辨认骨的结构 4. 辨认解剖标志及体表标志 5. 反复观看和记忆 6. 分组讨论 7. 观察所有标本后,在实训报告上绘图,并标明结构名称 8. 实训完毕,整理用物 (以上步骤,每做错一步扣 8 分) 提问各四肢骨的结构特点 (根据回答情况适当扣分)	65	
熟练程度	操作时间 20 分钟 动作轻巧、辨认准确	5 5	
职业规范行为	1. 服装、鞋、帽整洁 2. 仪表大方,举止端庄 3. 态度和蔼	4 3 3	

实训七　运动系统(骨骼):四肢骨及其连结实训报告

姓名		实训日期		学号	
班级		带教老师		评分	

【实训目的】

【实训内容】

【实训步骤】

【体表标志】

【实训作业】

1. 肩胛骨:具体要求如下。

(1)填图。

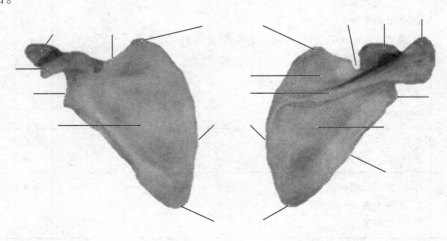

(2)描述肩胛骨的结构特点。

2. 肱骨:具体要求如下。

(1)填图。

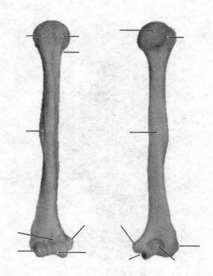

(2)描述肱骨的结构特点。

3. 尺、桡骨:具体要求如下。

(1)填图。

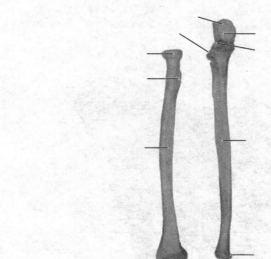

（2）描述尺、桡骨的结构特点。

4. 肘关节：具体要求如下。
（1）填图。

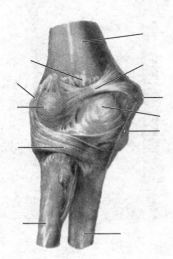

（2）描述肘关节的连结特点。

5. 骨盆：具体要求如下。
（1）填图。

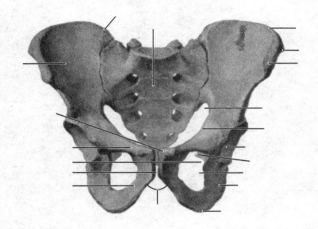

（2）描述骨盆的组成及特点。

（3）叙述男女骨盆的差别。

6. 股骨:具体要求如下。
（1）填图。

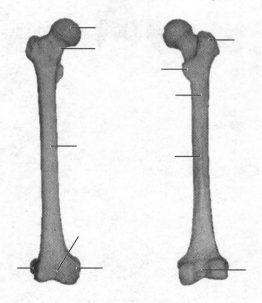

（2）描述股骨的结构特点。

7. 胫、腓骨:具体要求如下。

(1)填图。

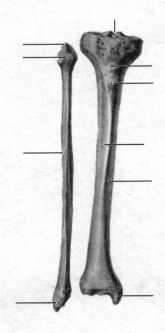

(2)描述胫、腓骨的结构特点。

8. 试述髋关节及膝关节的组成、特点及运动。

9. 试述肩关节的组成、特点及运动。

老师签名:

批阅时间:

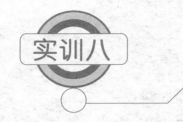

运动系统(骨骼)：颅骨及其连结

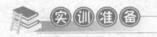

实训目的

1. 掌握:脑颅骨和面颅骨的名称、位置,颅顶3条缝及翼点的结构和临床意义,颞下颌关节的组成、结构特点和运动,新生儿颅的特点及常用的骨性标志。

2. 熟悉:骨性鼻腔的形态结构和骨性鼻旁窦的位置以及开口部位。

实训准备

1. 学生准备:熟悉实训内容,衣帽整洁。

2. 用物准备:整体颅标本及挂图,颅的矢状切面标本、模型及挂图,颅底的标本、模型及挂图,分离颅骨标本,鼻旁窦标本及新生儿颅标本,多媒体视频。

实训内容及方法

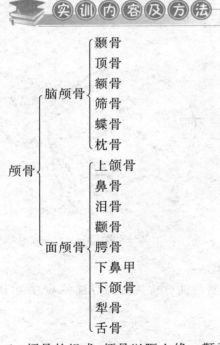

$$
颅骨
\begin{cases}
脑颅骨
\begin{cases}
颞骨 \\
顶骨 \\
额骨 \\
筛骨 \\
蝶骨 \\
枕骨
\end{cases} \\
\\
面颅骨
\begin{cases}
上颌骨 \\
鼻骨 \\
泪骨 \\
颧骨 \\
腭骨 \\
下鼻甲 \\
下颌骨 \\
犁骨 \\
舌骨
\end{cases}
\end{cases}
$$

1. 颅骨的组成:颅骨以眶上缘—颧弓上缘—外耳门上缘—枕外隆突的连线为界,分成脑颅骨和面颅骨。脑颅骨包括成对的颞骨、顶骨及不成对的额骨、筛骨、蝶骨、枕骨;面颅骨包括成对的上颌骨、鼻骨、泪骨、颧骨、腭骨、下鼻甲以及不成对的下颌骨、犁骨、舌骨。在分离颅骨的标本上指出并辨认 23 块颅骨(不包括 6 块听小骨)的位置及名称(图 8 - 1)。

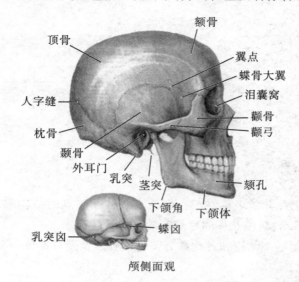

颅侧面观

图 8 - 1 颅骨组成

下颌骨:在游离下颌骨上辨认该骨的一体和两支。在下颌支上确认冠突、髁突等结构;在整体颅骨上观察髁突与颞骨下颌窝的关系。

2. 颅的整体观:具体如下。

(1)颅顶面观:取整颅标本,观察冠状缝、矢状缝、人字缝的位置,辨认顶结节(图 8 - 2),取新生儿颅骨标本与成人比较,观察前、后囟的位置、大小、形状。

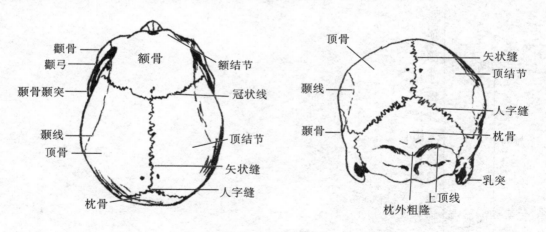

图 8 - 2 颅顶面观

(2)颅底内面观:取水平切面颅骨标本或模型,观察颅前、中、后窝的位置关系,并辨认各窝内的结构,注意它们在颅外的部位(图 8 - 3)。

1)颅前窝:辨认鸡冠、筛板、筛孔。

2)颅中窝:辨认垂体窝、视神经管、圆孔、卵圆孔、棘孔、破裂孔。

3)颅后窝:辨认枕骨大孔、舌下神经管内口、颈静脉孔、内耳门、枕内隆凸、横窦沟、乙状窦沟。

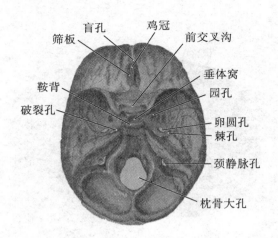

图 8 - 3　颅底内面观

(3)颅底外面观:取整颅标本或模型,辨认鼻后孔、卵圆孔、棘孔、下颌窝、关节结节、茎突、乳突、茎乳孔、颈动脉管外口、颈静脉孔、枕骨大孔、舌下神经管外口(图 8 - 4)。

(4)颅的后面观:枕外隆突(图 8 - 4)。

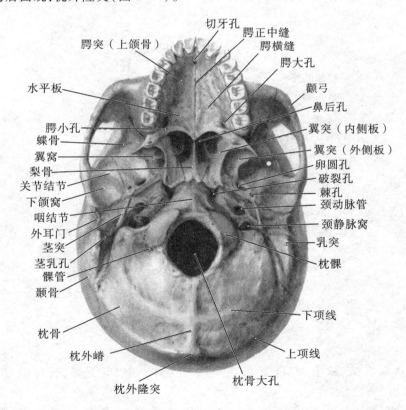

图 8 - 4　颅底外面观

(5)颅侧面观:取整颅标本或模型,辨认颧弓、颞窝、翼点、外耳门、乳突(图 8 - 5)。

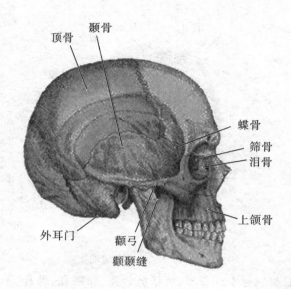

图8-5 颅侧面观

(6)颅前面观:取整颅、矢状切面颅骨标本或模型,辨认眶、骨性鼻腔、鼻旁窦的结构(图8-6)。

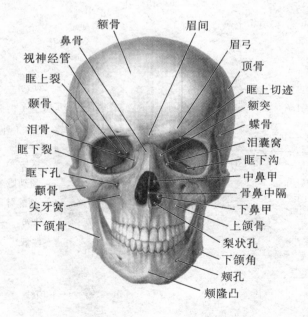

图8-6 颅前面观

1)眶:辨认眶上缘、眶下缘、眶上切迹、眶下孔、眶上裂、眶下裂、视神经管、泪腺窝、泪囊窝。

2)骨性鼻腔:辨认骨性鼻中隔、梨状孔、鼻后孔、上鼻甲、中鼻甲、下鼻甲、上鼻道、中鼻道、下鼻道、蝶筛隐窝。

3)鼻旁窦:辨认额窦、蝶窦、筛窦、上颌窦的位置,并用探针探查各鼻旁窦的开口。

整颅观察完后,对照标本,在自身或互相触摸以下骨性标志:枕外隆凸、乳突、颧弓、下颌角、眶上缘、眶下缘、眶上切迹、眉弓。

3. 颅骨的连结:在颞下颌关节标本上观察,颞下颌关节由颞骨的下颌窝、关节结节与下颌骨的髁突构成,关节囊松弛,前部较薄弱,外侧有韧带加强,囊内有关节盘,将关节腔分隔成上、下两部。

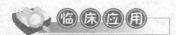

1. 临床上上颌窦炎在鼻窦炎中最为常见,因为上颌窦窦口高于窦底,故上颌窦炎直立时脓液不易引流。

2. 翼点即"太阳穴",因该处是骨的连接部,骨质薄,其内侧面又有脑膜中动脉前支通过,故损伤后易引起颅内出血,严重时可危及生命。

3. 幼儿前囟于一岁半左右闭合,关闭过早或过晚都是异常现象,如过早闭合,儿童可出现小头畸形;过晚则可出现方颅畸形(佝偻病)。

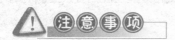

1. 由于筛骨及泪骨较薄脆,取放颅骨标本时要注意保护,不可用手指钩于两眼眶内侧,应用手托颅底或手握颧弓。

2. 观察分离颅骨时,应注意保护标本,防止损坏。

3. 在观察标本时,要结合教材文字描述和插图与标本对照,将理论与实际融会贯通,加深对理论知识的理解。

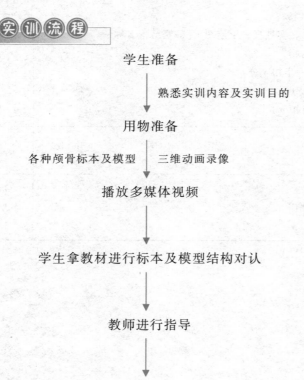

学生准备

熟悉实训内容及实训目的

用物准备

各种颅骨标本及模型 | 三维动画录像

播放多媒体视频

学生拿教材进行标本及模型结构对认

教师进行指导

学生反复辨认每一块骨的结构特点和解剖位置

↓

根据学生辨认结果进行评价

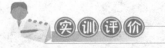

详见实训评分标准。

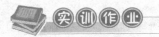

书写实训报告。

实训八　运动系统（骨骼）：颅骨及其连结考核参考标准

项目	要求	量分	得分
用物准备	各种颅骨、模型和标本 （缺1种扣3分）	15	
实训操作	1. 播放多媒体视频，展示颅骨的结构和形态 2. 取出颅骨的标本 3. 根据教材辨认骨的结构 4. 辨认解剖标志及体表标志 5. 反复观看和记忆 6. 分组讨论 7. 观察所有标本后，在实训报告上绘图，并标明结构名称 8. 实训完毕，整理用物 （以上步骤，每做错一步扣8分） 提问各颅骨的结构特点 （根据回答情况适当扣分）	65	
熟练程度	操作时间20分钟 动作轻巧、辨认准确	5 5	
职业规范行为	1. 服装、鞋、帽整洁 2. 仪表大方，举止端庄 3. 态度和蔼	4 3 3	

实训八 运动系统(骨骼):颅骨及其连结实训报告

姓名		实训日期		学号	
班级		带教老师		评分	

【实训目的】

【实训内容】

【实训步骤】

【体表标志】

【实训作业】

1. 颅骨:具体要求如下。

(1)填图。

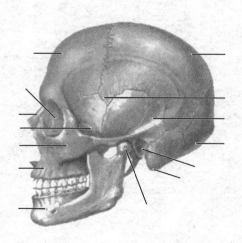

（2）描述颅骨的结构特点。

2. 下颌骨：具体要求如下。
（1）填图。

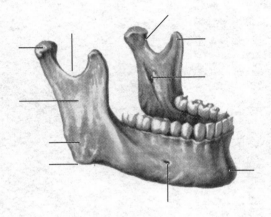

（2）描述下颌骨的结构特点。

3. 新生儿颅骨：具体要求如下。
（1）填图。

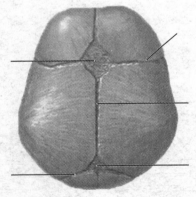

（2）描述新生儿颅骨的结构特点。

4. 下颌关节:具体要求如下。

(1)填图。

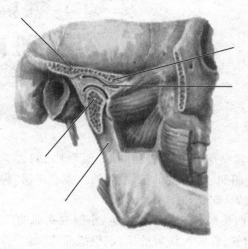

(2)描述下颌关节的连接特点。

5. 在活体上指出乳突、枕外隆突、颧弓和下颌角。

6. 简述颅骨的组成。

老师签名:

批阅时间:

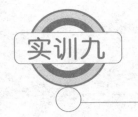

实训九

运动系统（尸体）：
全身肌肉

实训目的

1. 掌握：咀嚼肌、胸锁乳突肌、斜方肌、背阔肌、竖脊肌、胸大肌、胸小肌、前锯肌、肋间内肌、肋间外肌、腹直肌、腹外斜肌、腹内斜肌、腹横肌的位置和作用，膈的位置、形态和功能，三角肌、肱二头肌和臀大肌的位置、起止和作用。

2. 熟悉：肱三头肌、股四头肌、臀中肌、臀小肌、小腿三头肌的位置及作用，腋窝、肘窝及股三角的位置和组成，腹股沟管、腹股沟韧带的位置、组成和意义。

3. 了解：肌的分类、构造和肌的辅助结构。

实训准备

1. 学生准备：熟悉实训内容，衣帽整洁。

2. 用物准备：具体如下。

（1）全身肌肉标本、人体塑化肌标本、面肌和膈肌标本、全身肌肉模型人。

（2）躯干肌肉模型，上、下肢肌标本（包括浅层及深层），前臂的旋前肌和旋后肌标本。

（3）头颈部、胸腹部、腹股沟管区、背部及上、下肢肌挂图。

（4）多媒体视频。

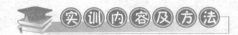

（一）头颈肌

1. 头肌：以模型为主，配合标本观察。

（1）面肌（表情肌）：位置浅表，大多起自面颅骨，止于皮肤，属于皮肌。此组肌短小、薄弱，呈环形、辐射状，分布于面部孔裂周围，收缩时牵引皮肤，改变眼裂、口裂的形状以显示表情，并参与语言和咀嚼等活动。观察时只要求了解其部位。

1）颅顶肌：左、右各有一块枕额肌，由前面的额腹、后面的枕腹和前、后肌腹之间的帽状腱膜构成（图 9-1）。

2）眼轮匝肌：位于眼裂周围，收缩时使眼裂闭合。

3）口轮匝肌：位于口裂周围，收缩时使口裂闭合。

4）颊肌：在面颊的深部，此肌紧贴口腔侧壁的黏膜，收缩时可使唇、颊紧贴牙齿，帮助咀嚼和吸吮。

（2）咀嚼肌：有 4 对，重点观察咬肌和颞肌（图 9-2）。

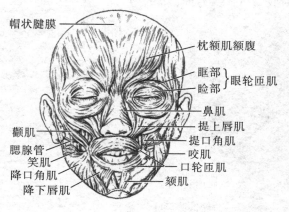

图 9 - 1　面肌

图 9 - 2　咀嚼肌

1)咬肌:位于下颌支的外侧面,呈方形,起自颧弓,止于下颌骨的外面。当上、下颌牙咬紧时,在下颌角的前上方、颧弓的下方可摸到坚硬的隆起。

2)颞肌:起自颞窝,肌束呈扇形向下集中,经颧弓深面,止于下颌骨冠突。当上、下颌牙咬紧时,在颞窝区颧弓的上方可摸到坚硬的隆起。

两肌的作用主要是上提下颌骨,使上、下颌咬合。

2. 颈肌:具体如下。

(1)颈浅肌群:只观察胸锁乳突肌,该肌位于颈部两侧,是重要的肌性标志(图 9 - 3)。起自胸骨柄前面和锁骨的内侧端,两头会合斜向后上方,止于颞骨的乳突。在活体上,当头向一侧转动时,可明显看到从前下方斜向后上方呈长条状的肌肉隆起。一侧收缩使头向同侧屈,面转向对侧,两侧收缩可使头后仰。

(2)颈中肌群:包括舌骨上肌群和舌骨下肌群。

(3)颈深肌群:此肌群位置较深,位于颈椎两侧,主要有前、中、后斜角肌。

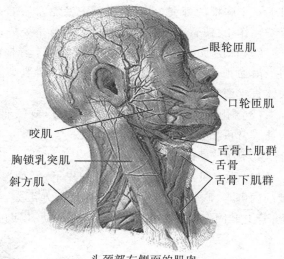

头颈部右侧面的肌肉

图 9 - 3　颈部肌群

(二)躯干肌

躯干肌可分为背肌、胸肌、腹肌和膈肌。

1. 背肌:具体如下。

(1)浅层肌:重点观察斜方肌和背阔肌。

1)斜方肌:位于项部和背上部,一侧呈三角形,两侧合起来为斜方形。该肌起点广,自枕外隆凸、项韧带和全部胸椎棘突,止于肩峰、肩胛冈及锁骨的肩峰端。注意观察上、中、下部肌束的纤维方向。作用:上部肌束可上提肩胛骨,下部肌束可使肩胛骨下降;两侧共同收缩,可使肩胛骨向脊柱靠拢。当肩胛骨固定时,两侧同时收缩可使头后仰(图9-4)。

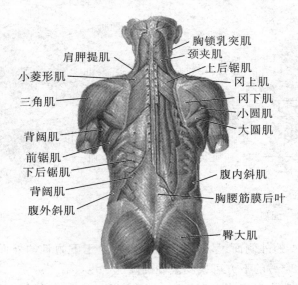

图9-4 背肌

2)背阔肌:观察时应将臂外展。该肌位于背下部和胸侧壁,是全身最大的阔肌,以腱膜起自下6个胸椎的棘突、全部腰椎棘突及髂嵴后部,肌束向外上方集中,以扁肌腱止于肱骨小结节嵴。作用:使臂内收、旋内和后伸,如背手姿势;当上肢上举并固定时,可引体向上。

(2)深层肌:主要观察竖脊肌,该肌位于脊柱两侧的纵沟内,起自骶骨背面和髂嵴的后部,向上沿途止于椎骨和肋骨,向上可到达颞骨乳突。作用:两侧同时收缩时,可使头后仰,对维持人体直立姿势起重要作用。

(3)胸腰筋膜:包裹在竖脊肌周围,形成该肌的鞘,可分为浅、深两层。在剧烈运动中,胸腰筋膜常可扭伤,为腰肌劳损病因之一。

2. 胸肌:具体如下。

(1)胸大肌:位于胸廓前上部的皮下,宽而厚,呈扇形覆盖胸廓前壁的上部。该肌起自锁骨的内侧半、胸骨和上部肋软骨,肌束向外汇集,止于肱骨大结节嵴。作用:使肩关节内收、内旋;若上肢固定则可上提躯干,也可上提肋,以助吸气(图9-5)。

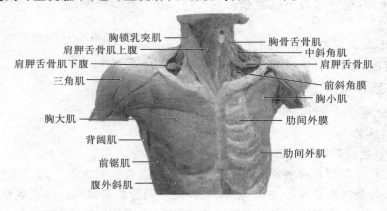

图9-5 胸肌

（2）胸小肌:位于胸大肌的深面,起自 3~5 肋骨,止于肩胛骨的喙突。作用:拉肩胛骨向前下。

（3）前锯肌:紧贴胸廓外侧壁,起自上 8 肋外侧面,经肩胛骨前面止于肩胛骨的内侧缘。作用:拉肩胛骨向前和紧贴胸廓。

（4）肋间外肌:位于肋间隙的浅层,起自上一肋骨的下缘,纤维斜向前下,止于下一肋骨的上缘。作用:上提肋,使胸腔容积扩大,以助于吸气。

（5）肋间内肌:位于肋间外肌的深面,翻起肋间外肌便可见到。其肌纤维方向与肋间外肌相反,起自下一肋的上缘,斜向内上,止于上一肋的下缘。作用:降肋,使胸腔容积减小,以助于呼气。

3. 膈肌:在膈肌专用标本上观察,可见膈位于胸、腹腔之间,构成胸腔的底和腹腔的顶（图9-6）,呈穹隆形封闭胸廓下口。周围为肌性部,起自胸廓下口的内面和腰椎的前面,各部肌束向中央集中移行于中心腱。

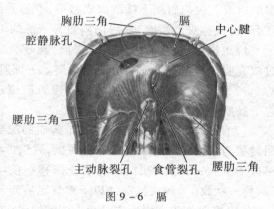

图 9-6　膈

膈上有 3 个裂孔。①主动脉裂孔:约在第 12 腰椎水平,膈与脊柱之间,有主动脉和胸导管通过。②食管裂孔:在主动脉裂孔的前上方,约平第 10 胸椎高度,有食管和迷走神经通过。③腔静脉孔:位于食管裂孔右前方的中心腱内,约平第 8 胸椎高度,有下腔静脉通过。作用:膈是主要的呼吸肌,收缩时助吸气,舒张时助呼气。若膈与腹肌同时收缩,则使腹压增加,有协助排便、呕吐、咳嗽、分娩等功能。

4. 腹肌:具体如下。

（1）前外侧群:包括腹直肌、腹外斜肌、腹内斜肌和腹横肌（图9-7）。

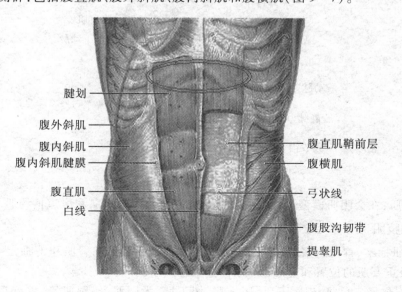

图 9-7　腹肌

1）腹直肌：位于腹前正中线的两旁，居腹直肌鞘内，将鞘前壁翻开，可见该肌为上宽下窄的带形腹肌。在肌的表面可见3～4条横行的腱结构，称腱划。

2）腹外斜肌：为一宽阔扁肌，位于腹前外侧壁的浅层，起端呈锯齿状，肌纤维由后外上斜向前下，大部分肌束向内在腹直肌外侧缘处移行为腱膜，经腹直肌前面，参与构成腹直肌鞘的前层，最后终于腹前壁正中的白线。腹外斜肌腱膜的下缘卷曲增厚，连于髂前上棘与耻骨结节之间，称腹股沟韧带。在耻骨结节的外上方，腹外斜肌腱膜分裂形成一近似三角形的裂隙，称腹股沟管浅环（皮下环），内有精索或子宫圆韧带走行。

3）腹内斜肌：位于腹外斜肌的深面，将腹外斜肌翻开，可见该肌纤维大部分从外下方斜向前上方，近腹直肌外侧缘移行为腱膜，分成前、后两层包裹腹直肌，分别参与腹直肌鞘前层和后层的组成。腹内斜肌下缘游离成弓形，下部的部分腱膜与腹横肌腱膜结合止于耻骨梳内侧，称联合腱（或称腹股沟镰）。腹内斜肌最下部的一些细散肌纤维，包绕精索和睾丸，称提睾肌。

4）腹横肌：位于腹内斜肌的深面，翻开腹内斜肌，可见腹横肌的肌束横行向内，其腱膜越过腹直肌后面参与组成腹直肌鞘后层。下部肌束及其腱膜分别参与构成腹股沟镰和提睾肌。

（2）后群：有腰大肌和腰方肌。腰方肌位于腹后壁，脊柱的两侧，腰大肌外侧。腰大肌将在下肢肌中观察。

（3）腹直肌鞘：由腹外侧壁3个阔肌的腱膜构成，分前、后两层包裹腹直肌，前层由腹外斜肌腱膜与腹内斜肌腱膜前层愈合而成，后层由腹内斜肌腱膜后层与腹横肌腱膜愈合而成。在脐以下4～5cm处，3层阔肌腱膜全部移至前层，后层缺如，其下缘形成一凸向上的弧形分界线，称弓状线（半环线），此线以下腹直肌后面与腹横筋膜相贴。

（4）腹股沟管和腹股沟三角：在相关标本或模型上，观察腹股沟管的内、外口的位置，各壁组成和内容物；观察腹股沟三角的境界（图9-8）。

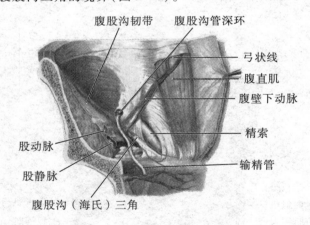

图9-8　腹股沟管

5. 会阴肌：在会阴肌模型上观察肛提肌、尾骨肌、会阴深横肌和尿道括约肌。

（三）上肢肌

取上肢肌标本，首先观察上肢肌依其部位分为肩肌、臂肌、前臂肌和手肌，然后观察各部的分群、层次及重要肌的位置和形态。

1. 肩肌：包括三角肌、肩胛下肌、冈上肌、冈下肌、大圆肌、小圆肌等，重点观察三角肌（图

9-9)。该肌覆盖在肩关节的前、外、后3面,呈三角形。三角肌与肱骨头使肩部形成圆隆的外形。此肌近端宽大,起自锁骨的外侧端、肩峰及肩胛冈,远侧端集中成三角的尖,止于三角肌粗隆。作用:使肩关节外展。

肩胛下肌位于肩胛下窝,冈上肌位于冈上窝内,在肩胛冈以下(冈下窝内)分别为冈下肌、小圆肌和大圆肌。

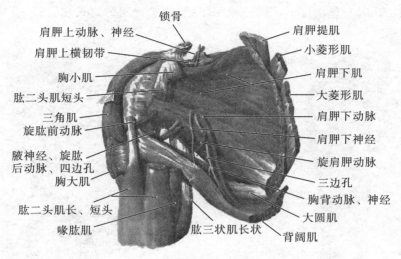

三角肌区和肩胛区(前面观)

图9-9 肩肌

2. 臂肌:可分为前群(屈肌群)和后群(伸肌群)。

(1)前群:重点观察肱二头肌(9-10)。该肌位于臂前面,肌腹呈梭形,有长、短两头。长头靠外侧,以一长腱起自肩胛骨关节盂上方(此起点可在肩关节标本上见到),通过肩关节囊,经结节间沟穿出;短头在内侧起自肩胛骨喙突,两头在臂中部合为一个肌腹,向下经肘关节前方,止于桡骨粗隆(用力屈肘90°并使前臂旋后,则肱二头肌在臂前面明显隆起,其肌腱亦可在肘关节前面中份摸到,为重要的肌性标志)。肱二头肌内侧称为肱二头肌内侧沟,内有重要的血管及神经通过;外侧称为肱二头肌外侧沟。在肱二头肌短头的后内方,有喙肱肌;在肱二头肌下半部的深面,有肱肌。

(2)后群:主要为肱三头肌,该肌位于上臂后面,起端有3个头,即长头、内侧头和外侧头。长头起自肩胛骨关节盂的下方,向下行于大、小圆肌之间;外侧头起自肱骨后面桡神经沟外上方的骨面;内侧头起自桡神经沟内下方。3个头汇合成一个肌腹,以扁肌腱通过肘关节后面,止于尺骨鹰嘴(图9-11)。

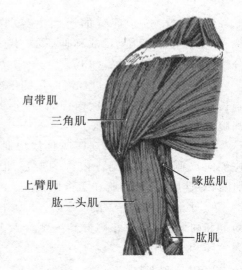

图9-10 臂肌前群

3. 前臂肌：位于桡、尺骨周围，共 19 块，分前、后两群。

（1）前群：位于前臂的前面，主要为屈腕、屈指及前臂旋前的肌肉，故称屈肌群，共 9 块肌，分为浅、深两层（图 9 - 12）。

1）浅层肌：有 6 块，从桡侧向尺侧依次为肱桡肌、旋前圆肌、桡侧腕屈肌、掌长肌、尺侧腕屈肌和位于稍深面的指浅屈肌。

2）深层肌：有 3 块，包括位于尺侧的指深屈肌，位于桡侧的拇长屈肌，以及位于前臂远侧深面的旋前方肌。

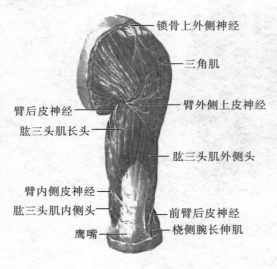

图 9 - 11　臂后群肌

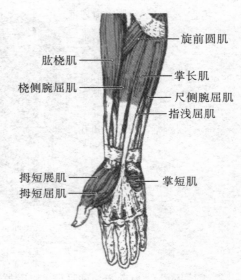

图 9 - 12　前臂前群肌

（2）后群：位于前臂的后面，主要作用是伸腕、伸指和使前臂旋后，故称伸肌群，共 11 块肌，分浅、深两层排列（图 9 - 13）。

1）浅层肌：有 6 块，自桡侧向尺侧依次为桡侧腕长伸肌、桡侧腕短伸肌、指伸肌、小指伸肌和尺侧腕伸肌及其后方的肘肌。

2）深层肌：有 5 块，观察时将浅层肌拉开，由桡侧向尺侧（从上至下）依次为旋后肌、拇长展肌、拇短伸肌、拇长伸肌和示指伸肌。

4. 手肌：全部位于手的掌面，分为外侧群、中间群和内侧群，其中外侧群和内侧群又分别称为大鱼际和小鱼际。

（四）下肢肌

取下肢肌标本，首先观察下肢肌依其部位分为髋肌、大腿肌、小腿肌和足肌，然后观察各部的分群、层次及重要肌的位置和形态。

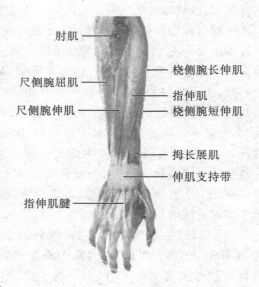

图 9 - 13　前臂后群肌

1. 髋肌:分布于髋关节周围,主要运动髋关节,分前、后两群(图9－14)。

(1)前群:有髂腰肌和阔筋膜张肌。重点观察髂腰肌,该肌由腰大肌和髂肌组成,腰大肌起自腰椎体侧面和横突,髂肌位于腰大肌的外侧,起自髂窝,两肌会合向下经腹股沟韧带深面,止于股骨小转子。作用:使髋关节前屈、外旋,下肢固定时可使脊柱前屈。

(2)后群:有臀大肌、臀中肌、臀小肌和梨状肌等。

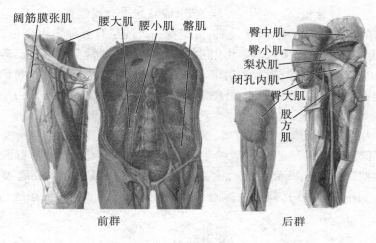

图9－14　髋肌

1)臀大肌:为臀部浅层一块大而肥厚的肌(多数标本上已切断),起自髂骨外面和骶骨背面,肌纤维由内上斜向外下,经髋关节的后面,止于股骨的臀肌粗隆。

2)臀中肌和臀小肌:翻开臀大肌,可见其深面有一块纤维略呈扇形的臀中肌。再翻开臀中肌,可见其深面另有一块呈扇形的臀小肌。

3)梨状肌:位于臀中肌的内下方,起自盆内骶骨前面,纤维向外穿坐骨大孔达臀部,将坐骨大孔分为梨状肌上孔和梨状肌下孔,止于股骨大转子。

2. 大腿肌:分布于股骨周围,分前、后和内侧3群(图9－15)。

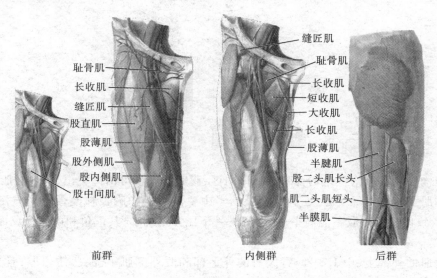

图9－15　大腿肌

（1）前群：在股部前面观察。①缝匠肌：在大腿前面，呈扁带状，起自髂前上棘，斜向下内，止于胫骨上端内侧面。作用：屈髋和屈膝关节。②股四头肌：为股部前面最强大的肌，包括股直肌、股内侧肌、股外侧肌和股中间肌4个头。股直肌在大腿前面，起自髂前下棘；股内侧肌位于大腿前内侧部，起自股骨粗线内侧唇；股外侧肌位于大腿的外侧，起自股骨粗线外侧唇；股中间肌在股直肌深面，起自股骨体的前面。4头向下合并为一个肌腱，包绕髌骨的前面和两侧，向下续为髌韧带，止于胫骨粗隆。作用：伸膝关节，股直肌尚有屈髋作用。

（2）内侧群：在缝匠肌的内侧，共5块肌，分层排列。浅层自外侧向内侧依次为耻骨肌、长收肌、股薄肌；深层有短收肌和大收肌。作用：主要是内收大腿，故又称内收肌群。

股三角：在大腿前面的上部，腹股沟韧带下方，为一底朝上，尖向下的三角形区域。上界为腹股沟韧带，内侧界为长收肌的内侧缘，外侧界为缝匠肌的内侧缘。股三角内由外侧向内侧依次有股神经、股动脉和股静脉。

（3）后群：由内侧向外侧依次为半腱肌、半膜肌和股二头肌。

3. 小腿肌：可运动膝、踝及足部关节，分前、后、外侧3群。重点观察后群浅层的小腿三头肌（图9-16），该肌由腓肠肌及其深面的比目鱼肌合成。腓肠肌的内、外侧头分别起自股骨内、外侧髁的后面；比目鱼肌在腓肠肌的深面，形如比目鱼状，其共同形成跟腱，止于跟骨。

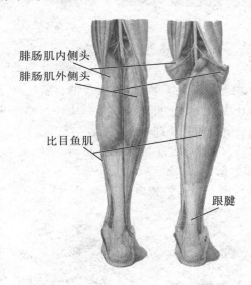

腓肠肌内侧头
腓肠肌外侧头
比目鱼肌
跟腱

图9-16 小腿三头肌

4. 足肌（略）。

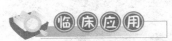临床应用

1. 腹股沟管和腹股沟三角均为腹壁的薄弱区，腹腔内容物可由此突出，形成腹股沟疝。

2. 前锯肌受胸长神经支配，在乳腺癌根治术中要注意保护胸长神经。若受损伤，可导致前锯肌瘫痪，致使患者上肢不能高举过头，肩胛骨不能紧贴胸廓，其下角和内侧缘反而翘起，出现"翼状肩"。

3. 三角肌的外部上、中1/3部，臀大肌的外上部和股外侧肌中部，肌质丰厚，且无重要的血管和神经，均是临床上经常选用的肌内注射部位。

4. 腕部伸肌的滑膜鞘是腱鞘囊肿的好发部位。

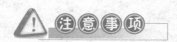

1. 学生要亲自动手对尸体标本进行认真观察,反对只看书本不动手实践。

2. 为了理解肌的作用,在实训中应注意观察肌的起止点,附着在骨的何处,该肌跨过关节的哪一面,对关节的运动起何重要作用以及肌纤维走行方向等。

3. 要爱护标本,实训时勿将肌纤维撕扯损坏。观察肌的起止点时,可将骨放在一边作对照,避免因观察肌的起止点而将标本撕脱。尸体标本观察完后应立即用塑料布或湿布盖好。

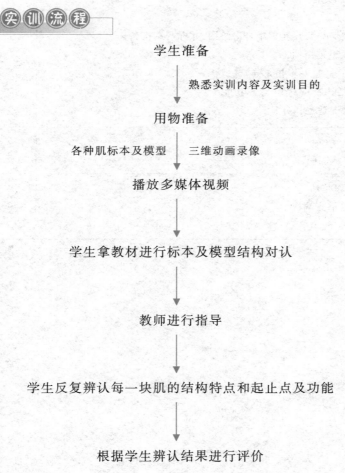

学生准备

熟悉实训内容及实训目的

用物准备

各种肌标本及模型 三维动画录像

播放多媒体视频

学生拿教材进行标本及模型结构对认

教师进行指导

学生反复辨认每一块肌的结构特点和起止点及功能

根据学生辨认结果进行评价

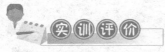

详见实训评分标准。

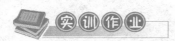

书写实训报告。

实训九 运动系统(尸体):全身肌肉考核参考标准

项目	要求	量分	得分
用物准备	各种肌模型和标本 (缺 1 种扣 3 分)	15	
实训操作	1. 播放多媒体视频,展示各肌的结构和形态 2. 取出肌的标本 3. 根据教材辨认肌的结构、形态、起止点 4. 辨认解剖标志及体表标志 5. 反复观看和记忆 6. 分组讨论 7. 观察所有标本后,在实训报告上绘图,并标明结构名称 8. 实训完毕,整理用物 (以上步骤,每做错一步扣 8 分) 提问各肌的结构特点、起止点和功能 (根据回答情况适当扣分)	65	
熟练程度	操作时间 20 分钟 动作轻巧、辨认准确	5 5	
职业规范行为	1. 服装、鞋、帽整洁 2. 仪表大方,举止端庄 3. 态度和蔼	4 3 3	

实训九 运动系统(尸体):全身肌肉实训报告

姓名		实训日期		学号	
班级		带教老师		评分	

【实训目的】

【实训内容】

【实训步骤】

【体表标志】

【实训作业】

1. 头颈肌:具体要求如下。

(1)填图。

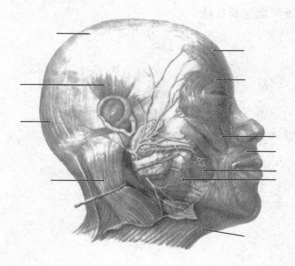

（2）描述胸锁乳头肌的结构特点及功能。

2. 躯干肌：具体要求如下。
（1）填图。

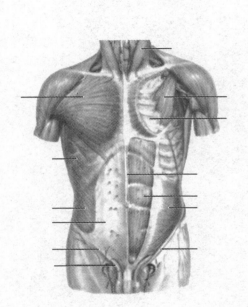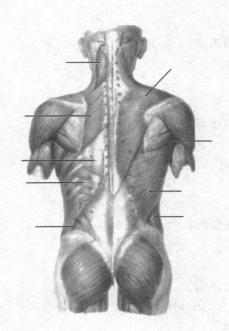

（2）描述胸大肌、臀大肌的位置及功能。

3. 试述腹股沟管的位置和结构。

4. 参与呼吸的肌主要有哪些？

5. 膈的 3 个裂孔及内容物是什么？

6. 在自身上寻找三角肌、肱二头肌、肱三头肌、大鱼际肌、臀大肌、股四头肌、小腿三头肌、髌韧带、跟腱。

7. 试述三角肌、肱二头肌、臀大肌的位置及功能。

老师签名：

批阅时间：

实训十　消化、呼吸、泌尿系统（大体标本及模型）

实训目的

1. 掌握：咽的形态、位置、分部和结构，食管的位置及 3 个狭窄的部位，胃的形态、分部和位置，呼吸系统的组成及上、下呼吸道的组成，喉的位置及主要喉软骨的名称，气管的位置、形态及左、右主支气管的结构特点，肺的位置、形态及体表投影，肾的形态、位置和内部结构，输尿管 3 处狭窄的部位，膀胱的形态及膀胱三角的构成和特点，女性尿道的结构特点及尿道外口的开口部位。

2. 熟悉：小肠的分部及主要形态结构，肝和胰的位置、形态，鼻旁窦的组成、形态特点及开口部位，壁胸膜、脏胸膜及胸膜腔的结构和纵隔的位置，膀胱的位置。

实训准备

1. 学生准备：熟悉实训内容，衣帽整洁。

2. 用物准备：具体如下。

（1）显示消化系统全貌的标本或模型。

（2）头颈部正中矢状切面标本（观察口腔、牙、舌、唾液腺、食管等）。

（3）牙的标本或模型。

（4）舌、唾液腺的标本或模型。

（5）咽的后面观标本或模型，盆腔矢状切面标本（示直肠、肛管的结构）与模型。

（6）游离胃、十二指肠和胰腺及肝外胆道的标本、空肠标本、回肠标本、结肠标本、回盲部标本、直肠和肛管标本，胃模型、十二指肠和胰腺及肝外胆道模型、直肠和肛管模型。

（7）打开的胸、腹、盆腔躯干标本（示消化管各器官的位置及毗邻关系）。

（8）离体呼吸系统标本与模型。

（9）头颈部正中矢状切面标本与模型、挂图。

（10）颅骨矢状切面示骨性鼻腔与鼻旁窦的标本与模型。

（11）喉软骨模型与标本。

（12）喉腔标本与模型。

（13）离体气管及主支气管标本与模型。

（14）游离肺标本与模型，支气管树标本与模型。

（15）男、女性泌尿生殖系统概观标本及模型。

（16）腹后壁示肾的被膜及肾蒂的标本。

（17）男、女性盆腔标本，男、女性盆腔正中矢状切面标本及模型。

（18）肾的额状切面标本与模型。

（19）离体膀胱标本。

（20）挂图、多媒体课件、视频。

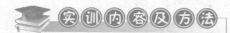实训内容及方法

1. 观察活体口腔：①辨认人中和鼻唇沟。②寻找腮腺的开口。③观察软腭游离缘、腭垂、腭舌弓、腭咽弓的形态，察看咽峡的围成(图10-1)。④确认扁桃体的位置。⑤观察舌的形态、分部和色泽，舌苔，舌乳头，舌系带，舌下襞和舌下阜。⑥观察牙的排列，牙冠的形态，牙龈的位置、形态、色泽，计数牙的总数和各种牙的数目。

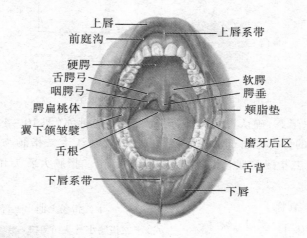

图10-1　口腔

2. 确认咽的位置、分部及咽与鼻腔、口腔、喉腔的连通关系。观察咽各部的结构，如咽隐窝、咽鼓管咽口、咽鼓管圆枕、腭扁桃体和梨状隐窝(图10-2)。

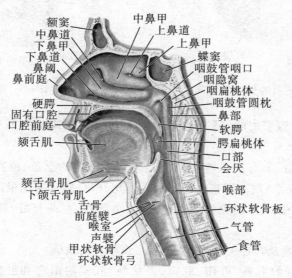

图10-2　口、鼻、咽、喉剖面图

3. 观察食管的形态和 3 个狭窄, 确认食管胸部的毗邻 (图 10 - 3)。

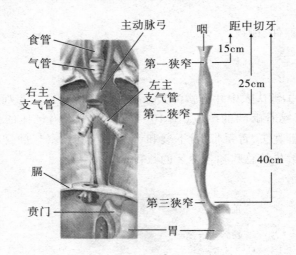

图 10 - 3　食管毗邻及三个狭窄

4. 观察胃的位置、形态, 确认胃的分部, 明确胃各壁的毗邻 (图 10 - 4)。

5. 观察十二指肠的分部和各部的位置 (图 10 - 5), 确认十二指肠与胰头的关系, 辨认十二指肠空肠曲, 寻认十二指肠悬肌, 寻找十二指肠纵襞、十二指肠大乳头和肝胰壶腹的开口。

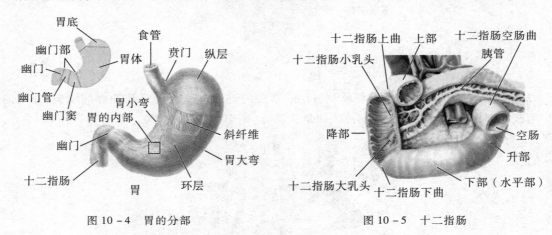

图 10 - 4　胃的分部　　　　　　　　　　　图 10 - 5　十二指肠

6. 观察空、回肠在腹腔内的位置, 比较空、回肠环状襞的形态与疏密, 淋巴滤泡的形态与分布状况。

7. 观察盲肠的位置、形态及其与回肠的连续; 观察阑尾的形态、位置, 阑尾系膜, 确定阑尾根部与 3 条结肠带的关系; 观察回盲瓣、回盲口、阑尾开口; 验证阑尾根部的体表投影。

8. 观察各段结肠的形态、位置和活动度, 确定结肠右、左曲与肝、脾的位置关系。辨认结肠带、结肠袋和肠脂垂。

9. 观察直肠的位置及其在矢状切面的弯曲, 观察直肠横襞。

10. 观察肛管黏膜的肛柱、肛瓣、肛窦、齿状线、肛梳的形态和肛门内、外括约肌的位置 (图 10 - 6)。

11. 观察肝的位置,画出体表投影,明确肝的毗邻。

12. 观察肝、胆囊的形态、分部,肝外胆道的组成,察看胆总管穿经十二指肠的部位,寻认胆总管的开口(图 10 - 7)。

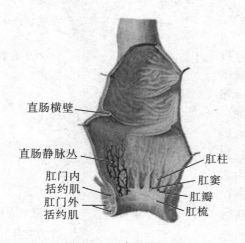

图 10 - 6　直肠及肛管

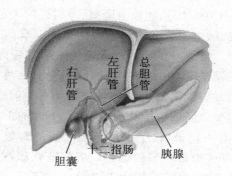

图 10 - 7　肝、胆、胰的关系

13. 观察胰的位置、形态、分部,确认胰头与十二指肠,胰尾与脾的位置关系。

14. 在腹膜标本或模型上观察脏、壁腹膜的配布和腹膜腔的形成;观察大、小网膜的位置,确认直肠膀胱陷凹、直肠子宫陷凹和膀胱子宫陷凹。

15. 在离体呼吸系统标本与模型上观察呼吸系统的组成。

16. 在活体上指认鼻根、鼻背、鼻尖、鼻翼和鼻孔(图 10 - 8)。在头部正中矢状切面标本上观察,可见鼻腔由鼻中隔分成左、右两腔,每个鼻腔被鼻阈分为前部的鼻前庭和后部的固有鼻腔两部分。鼻翼下为鼻前庭,可见粗短的鼻毛。在固有鼻腔外侧壁上有 3 个鼻甲,分别称为上、中、下鼻甲,它们下方有 3 个前后纵行的空隙为上、中、下鼻道,在上鼻甲后上方的小凹陷为蝶筛隐窝。观察鼻腔黏膜,可见位于上鼻甲平面及相对鼻中隔上部的黏膜呈白色或淡黄色,为嗅区,内含嗅细胞,具有嗅觉功能;除嗅区以外的其余鼻黏膜为呼吸区,活体呈红色或粉红色,含丰富的血管、黏液腺和纤毛,可对吸入空气加温、湿润、净化。

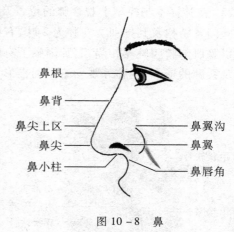

图 10 - 8　鼻

17. 在颅骨矢状切面标本上辨认上颌窦、额窦、蝶窦及筛窦的位置和开口,比较各窦的形态和特点。

18. 活体触摸喉结,甲状软骨上切迹,环状软骨及吞咽时喉的活动,观察喉的位置(图 10 - 9)。

19. 在喉软骨标本或模型上识别甲状软骨、环状软骨、杓状软骨和会厌软骨的形态及其连结(图 10 - 9)。可见最大的一块为甲状软骨,其组成喉的前、外侧壁,由两对四边形软骨板构成；形如指环，位于甲状软骨下方的为环状软骨；形如树叶的为会厌软骨；杓状软骨：左、右各一，位于环状软骨板上缘的两侧，形如三角锥状，尖向上，底朝下，底与环状软骨板相关节，底有向前、向外两突起：外侧突为肌突，前突为声带突。

20. 在喉腔标本或模型上辨认前庭襞、声襞和喉室（图 10－10），比较前庭裂、声门裂的大小；确认喉前庭、喉中间腔和声门下腔的范围。喉的入口称为喉口。自喉口至环状软骨下缘之间的腔为喉腔，内有黏膜被覆，在喉腔中部的两侧壁上有两对前后平行的黏膜皱襞突入腔内，上方的 1 对为前庭襞，两侧前庭襞之间的裂隙称为前庭裂；下方的 1 对为声襞，内有声韧带，位于两侧声襞之间的裂隙为声门裂，是呼吸道最狭窄的部位。依前庭襞和声襞将喉腔分为 3 部：喉前庭、喉中间腔和声门下腔。喉口至前庭裂间为喉前庭；前庭裂至声门裂间为喉中间腔，两侧向外延伸的梭形隐窝为喉室；声门裂至环状软骨下缘的部分为声门下腔，此区黏膜下组织较疏松，炎症时易引起水肿。

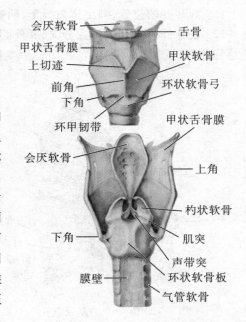

图 10－9　喉结构

21. 在气管及主支气管标本与模型上观察气管软骨及其后壁的形态，比较左、右支气管的形态差异。

22. 在肺标本与模型上观察肺的位置及其毗邻。辨别左、右肺的形态差别（肺裂、肺叶），识别肺门各结构及其排列。左肺为 2 叶，右肺为 3 叶（图 10－11）；左肺前缘有心切迹，且两肺下面以膈肌与腹腔脏器相隔，右肺因膈下有肝向上隆起，故宽而短，因心脏偏左，故左肺狭长。其次观察肺的形态，两肺外观均略呈圆锥形，分 1 尖、1 底、2 面和 3 缘。

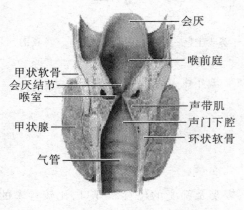

图 10－10　喉的冠状切面

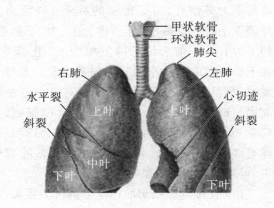

图 10－11　肺标本

23. 在支气管树标本与模型上观察肺叶支气管、肺段支气管及其分支。

24. 在胸腔标本或挂图上观察胸膜为一层薄而光滑的浆膜，可分为壁胸膜和脏胸膜。脏、壁胸膜在肺根处相互移行，形成一密闭、互不相通、内呈负压的胸膜腔，其中最大的凹窝为肋膈隐窝。壁胸膜可按其分布的部位分为胸膜顶、肋胸膜、膈胸膜和纵隔胸膜 4 部分。

25. 在纵隔标本、模型与挂图上指认纵隔的位置和分部。纵隔是两侧纵隔胸膜之间所有器官和组织结构的总称。前界为胸骨，后界为脊柱胸段，两侧界为纵隔胸膜，上界达胸廓上口，下界为膈。纵隔通常以通过胸骨角和第 4 胸椎下缘平面的连线将其分为上纵隔和下纵隔。下纵隔再以心包为界分为前纵隔、中纵隔和后纵隔 3 部分。纵隔主要包括心、心包、大血管、主支气管、食管、胸导管、奇静脉、迷走神经、交感神经及淋巴结等。

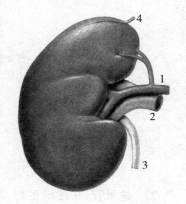

图 10 – 12　右肾的外形

26. 肾：将离体肾结合腹后壁原位肾、冠状切面肾的标本进行观察。

（1）外形：在游离肾标本上观察。肾外形似蚕豆，分上、下两端，前、后两面和内、外侧两缘（图 10 – 12），内侧缘的中部凹陷称为肾门，有血管、神经、淋巴管及肾盂等出入。由肾门深入肾实质之间的腔隙称为肾窦。

（2）位置：在整体标本上观察。肾位于脊柱两侧，紧贴腹后壁，为腹膜外位器官。左肾上端平第 11 胸椎体下缘，下端平第 2 腰椎体下缘，第 12 肋通过左肾后面的中部；右肾较左肾低半个椎体，第 12 肋通过右肾后面的上部（图 10 – 13）。

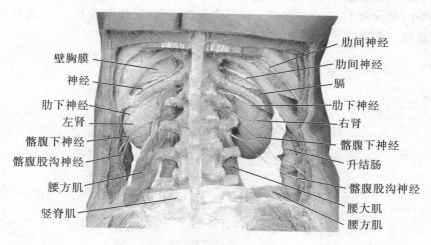

图 10 – 13　肾的位置

（3）被膜：在腹后壁（示肾的被膜及肾蒂）的标本上观察，肾的被膜由内向外依次为纤维囊、脂肪囊和肾筋膜。观察肾蒂及肾的固定装置。

（4）肾的内部结构：在肾的冠状切面标本和模型上观察（图 10 – 14），肾实质分为浅部的肾皮质及深部的肾髓质两部分。肾皮质新鲜时呈红褐色，肾髓质位于肾实质的深部。肾实质由 12 ~ 20 个圆锥形的肾锥体组成，肾皮质伸入肾锥体之间的部分称为肾柱。肾锥体底朝向皮质，尖端钝圆，朝向肾门，称肾乳头。围绕在肾乳头周围的膜状小管称为肾小盏，相邻的 2 ~ 3 个肾小盏合成一个肾大盏，2 ~ 3 个肾大盏合成一个漏斗形的肾盂。肾盂出肾门后逐渐变细，移行为输尿管。

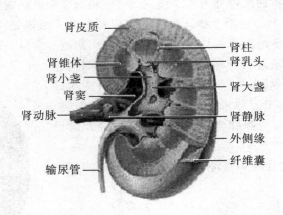

图 10 - 14　肾剖面

27. 输尿管:在泌尿生殖系统标本上观察,输尿管是起自肾盂,终于膀胱的肌性管道,长 20~30cm。输尿管先位于腹部,后进入盆腔,最后穿膀胱壁入膀胱,其全程有 3 处生理性狭窄:第 1 个狭窄在起始部,第 2 个狭窄在越过小骨盆入口跨髂血管处,第 3 个狭窄在膀胱壁内。

28. 膀胱:具体如下。

(1)形态:在离体膀胱标本上观察,膀胱空虚时为锥体形,分尖、体、底、颈 4 部分(图 10 - 15)。尖端较小,朝向前上方,称膀胱尖。底部膨大似三角形,朝向后下方,称膀胱底。尖与底之间称为膀胱体。膀胱的下部称为膀胱颈。

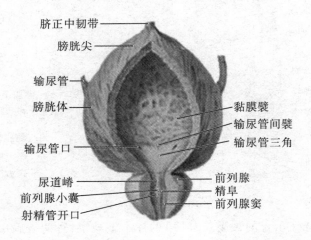

图 10 - 15　膀胱形态

(2)位置:在盆腔矢状切面标本上观察,成人膀胱位于小骨盆的前部,耻骨联合后方。空虚时,膀胱尖不超过耻骨联合上缘;尿液充盈时,膀胱尖则高出耻骨联合上缘。膀胱内面靠底部有光滑的三角形区域,称为膀胱三角,此三角恰好位于两个输尿管口和尿道内口三者之间的连线内。膀胱三角在剖开的游离膀胱内观察。

29. 尿道:女性尿道短、直、宽,长 3~5cm,直径约 0.8cm,上端起自尿道内口,下端开口于阴道前庭(图 10 - 16),该口称为尿道外口,位于阴道口的前方,距阴蒂约 2.5cm。

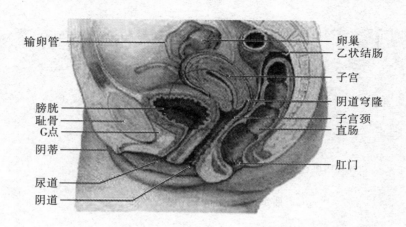

输卵管

卵巢
乙状结肠

子宫

阴道穹隆

膀胱
耻骨
G点

子宫颈
直肠

阴蒂

肛门

尿道
阴道

图 10 - 16　女性尿道矢状切面

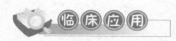

1. 食管的 3 处狭窄是食物易滞留的部位,也是肿瘤的好发部位,同时临床上行鼻饲或洗胃需插胃管时也要特别注意该处不能被损伤。

2. 直肠在冠状位和矢状位上均有弯曲,临床上行灌肠术时,插管时要特别注意体位和插入方向,避免直肠损伤。

3. 急性喉阻塞时,为抢救患者生命可在环甲正中韧带穿刺,以建立暂时的通气道,以免患者窒息而危及生命。

4. 左主支气管细长,走形较水平;右主支气管粗短,走行较垂直,故临床上支气管异物易坠入右侧。

5. 肾门的体表投影相当于竖脊肌的外侧缘与第 12 肋的夹角处,此处称肾区,当肾部有病变时,该处有叩击痛。

6. 女性尿道短、直、宽,长 3 ~ 5cm,会阴部细菌可顺着尿道上行致尿道炎、膀胱炎甚至肾盂肾炎,故临床上应加强会阴部清洁护理。

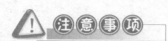

1. 观察内脏游离标本,请首先注意按解剖姿势放好,然后再按实训指导顺序仔细观察;同时注意结合整体标本和图谱观察位置关系。

2. 切忌用锐器损坏标本,也不要过分牵拉,以免损坏正常结构及各部位置关系。

3. 进行活体观察时,态度要严肃认真。

4. 呼吸系统器官的结构比较小,必须细心地观察。

5. 观察时动作要轻,以免损坏标本。

6. 注意区别男、女泌尿系统的共同点和不同之处。

7. 注意区别女性尿道外口与阴道口的位置关系,前者细小,位置在前;后者粗大,位置在后。

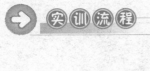

学生准备

熟悉实训内容及实训目的

用物准备

各种内脏标本及模型　　三维动画录像

播放多媒体视频

学生拿教材进行标本及模型结构对认

教师进行指导

学生反复辨认每一器官的形态结构特点及功能

根据学生辨认结果进行评价

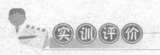

详见实训评分标准。

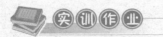

书写实训报告。

实训十 消化、呼吸、泌尿系统(大体标本及模型)考核参考标准

项目	要求	量分	得分
用物准备	各种器官模型和标本 (缺1种扣3分)	15	
实训操作	1. 播放多媒体视频,展示各器官的结构和形态 2. 取出器官的标本 3. 根据教材辨认器官的结构、形态 4. 辨认解剖标志 5. 反复观看和记忆 6. 分组讨论 7. 观察所有标本后,在实训报告上绘图,并标明结构名称 8. 实训完毕,整理用物 (以上步骤,每做错一步扣8分) 提问各器官的形态结构特点 (根据回答情况适当扣分)	65	
熟练程度	操作时间20分钟 动作轻巧、辨认准确	5 5	
职业规范行为	1. 服装、鞋、帽整洁 2. 仪表大方,举止端庄 3. 态度和蔼	4 3 3	

实训十　消化、呼吸、泌尿系统(大体标本及模型)实训报告

姓名		实训日期		学号	
班级		带教老师		评分	

【实训目的】

【实训内容】

【实训步骤】

【体表投影】

【实训作业】

1. 消化系统：具体要求如下。

（1）填图。

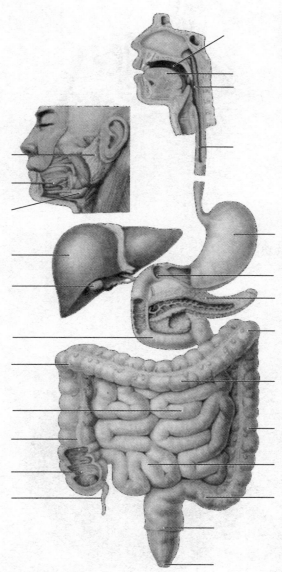

（2）描述消化系统的组成及功能。

2. 口、咽:具体要求如下。

（1）填图。

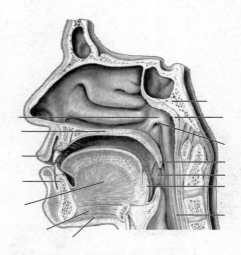

（2）描述口、咽的位置及功能。

3. 胃:具体要求如下。

（1）填图。

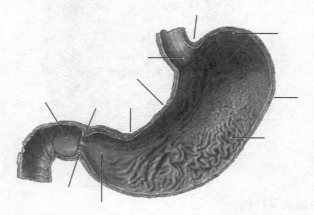

（2）描述胃的形态特点。

4. 肝:具体要求如下。
(1)填图。

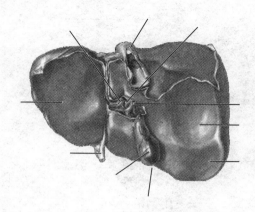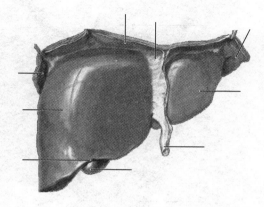

(2)描述肝的形态特点。

5. 呼吸系统:具体要求如下。
(1)填图。

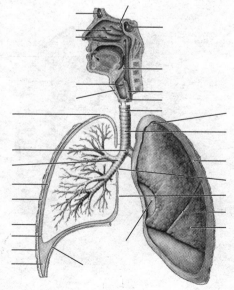

(2)描述呼吸系统的组成及功能。

6. 喉:具体要求如下。

(1)填图。

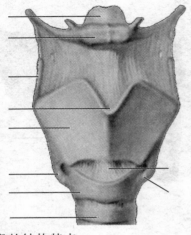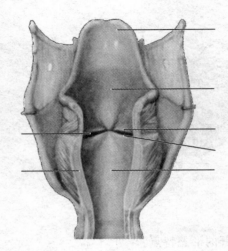

(2)简述喉的结构特点。

7. 肾:具体要求如下。

(1)填图。

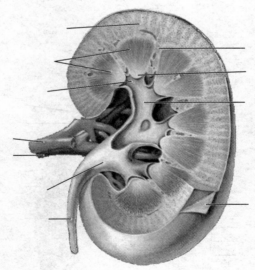

(2)描述肾的形态及结构特点。

8. 膀胱:具体要求如下。

(1)填图。

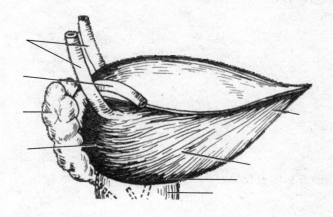

(2)描述膀胱的结构特点。

9. 鼻饲的患者需插胃管,从鼻孔插胃管到胃需要经过哪些器官?需要注意哪些问题?

10. 简述咽的分部和沟通关系。

11. 患儿,女,3 岁 9 个月。吃花生米时突发咳嗽,呼吸困难,口唇发绀,医生经气管镜检查发现患儿将花生米吸入右主支气管。请用解剖学知识解释花生米为何会坠入右主支气管。

12. 试述肺的位置、形态和体表投影。

13. 试述肾的形态、内部结构及输尿管的生理狭窄。

老师签名:

批阅时间:

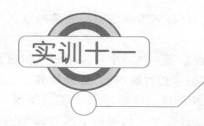

实训十一

消化、呼吸系统
（显微镜）

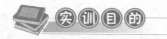

1. 掌握：消化管的一般组织结构，肺呼吸部的光镜特点。

2. 熟悉：肝、胰腺的微细结构特点，食管、胃、十二指肠及小肠黏膜的结构特点，气管壁的组织结构特点。

3. 了解：肺导气部的光镜特点。

实训准备

1. 学生准备：熟悉实训内容，衣帽整洁。

2. 用物准备：食管切片（HE染色）、胃底切片（HE染色）、空肠或回肠切片（HE染色）、肝切片（HE染色）、胰切片（HE染色）、气管横切片（HE染色）、肺切片（HE染色）。

3. 仪器和设备：多媒体课件及视频、显微镜。

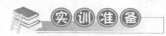

1. 食管切片：具体如下。

（1）肉眼观察：切片是食管的横切面，管腔面收缩形成许多皱襞，使管腔变得不规则。近管腔面有一层紫蓝色结构，即为黏膜，其下方依次为黏膜下层、肌层和外膜，肌层染色较红，外膜不明显。

（2）低倍镜观察：通过黏膜肌（平滑肌）和肌层（平滑肌或骨骼肌）区分食管的4层结构。重点观察食管黏膜复层扁平上皮，由多层细胞组成，基底面呈波浪状与结缔组织连接。结缔组织形成乳头（色较浅）突到基底层凹面。上皮细胞分界不清，可从细胞核形态变化观察细胞结构特点。

（3）高倍镜观察：从上皮基底面到游离面观察各层细胞形态特点，基底层细胞呈矮柱状，细胞核呈卵圆形，着色深，排列紧密，细胞质很少；中间部有几层多边形细胞，分界较清，细胞质着色浅，细胞核圆，位于细胞中央。近游离面有数层扁平细胞，细胞核呈椭圆形，其长轴与表面平行。

2. 胃底：具体如下。

（1）肉眼观察：为一长条形组织，高低不平且染色较深的一面为黏膜。

（2）低倍镜观察：区分胃壁的4层结构。肌层特别厚，排列不规则，大致可分为内斜、中环、外纵3层。

（3）高倍镜观察：重点观察黏膜层结构。

1）上皮：为单层柱状上皮，主要由表面黏液细胞组成。该细胞顶部细胞质充满黏原颗粒，在染色标本中呈透明区。上皮细胞间无杯状细胞。

2）固有层：有大量紧密排列的胃底腺，腺体被切成各种断面。找一个与胃小凹底相通，而且比较完整的腺纵切面，主要观察主细胞和壁细胞。主细胞或称胃酶细胞，数量最多，主要分布在腺的下半部，细胞呈矮柱状，细胞质嗜碱性染成蓝色，细胞核呈圆形，位于细胞的基部。壁细胞或称盐酸细胞，细胞较大，呈圆锥形，细胞质嗜酸性，染成红色。细胞核呈圆形，位于细胞中央，有时可见双核。

3）黏膜肌层：由内环、外纵两层平滑肌构成。

3. 空肠或回肠切片（HE染色）：具体如下。

（1）肉眼观察：凹凸不平且有皱襞的一面为腔面，染色较深的部分为黏膜，细小的突起为绒毛。

（2）低倍镜观察：黏膜表面有细小的指状突起为绒毛，绒毛上皮为单层柱状上皮。固有层内有肠腺，黏膜肌层由内环、外纵两层平滑肌构成。

（3）高倍镜观察：选择一个较完整的绒毛，辨认上皮组织及微绒毛、杯状细胞、中央乳糜管、毛细血管、平滑肌纤维和肠腺等结构。

4. 肝切片：具体如下。

（1）肉眼观察：可见标本被分为许多小的区域，即肝小叶。辨别中央静脉、肝索和门管区。

（2）低倍镜观察：肝实质被结缔组织分隔成许多分界明显的区域，呈多边形，即肝小叶。肝小叶中央的管腔为中央静脉，其周围放射状排列的条索状结构是肝索。肝索之间的区域是肝血窦，与中央静脉相通。在几个肝小叶相连接处结缔组织较多，内有3种管道，即门管区。

（3）高倍镜观察：具体如下。

1）肝小叶：①观察中央静脉，位于肝小叶的中央，管壁不完整，腔内可见红细胞。②辨认肝细胞索，由肝细胞组成，围绕中央静脉呈放射状排列，并互相吻合成网状。肝细胞较大，多边形，内含1～2个细胞核，位于中央，细胞质嗜酸性。③肝血窦，为肝细胞索之间的间隙。窦壁由内皮细胞组成，窦腔不规则，可见胞体较大、具有突起的肝巨噬细胞。

2）门管区：在相邻几个肝小叶之间的结缔组织内，有3种管道。①小叶间动脉：腔小而圆，管壁较厚。②小叶间静脉：腔大，壁薄，管腔不规则。③小叶间胆管：由单层立方上皮围成。

5. 胰切片（HE染色）：具体如下。

（1）肉眼观察：染色较深的部分为外分泌部，其内有染色较浅的散在小区为胰岛。

（2）低倍镜观察：辨认腺泡、腺泡细胞、导管及胰岛等结构。

（3）高倍镜观察：腺泡细胞呈锥体形，细胞核呈圆形，位于细胞的基底部，导管由单层上皮组成；胰岛是由A细胞、B细胞和D细胞构成，分泌胰高血糖素、胰岛素等。

6. 气管横切片：具体如下。

（1）肉眼观察：切片为气管的横切面，呈圆形或半弧形（有些切片呈长条片状）。在管腔面或半弧形切片的凹面（或长条切片的一侧）可见一细条色深的结构，即为要重点观察的假复层纤毛柱状上皮。

（2）低倍镜观察：区分气管壁黏膜层、黏膜下层和外膜3层结构。黏膜上皮为假复层纤毛柱状上皮，固有层为致密结缔组织。黏膜下层为疏松结缔组织，与固有层和外膜没有明显分界,其中有血管和气管腺。外膜由透明软骨(染成深蓝色的部分)和结缔组织构成。

（3）高倍镜观察。

1）黏膜:表面为假复层纤毛柱状上皮,上皮细胞的形态在切片上分辨不清,但可根据细胞核的位置及形态区分几种细胞。紧贴基膜的一层细胞核小,着色深,是锥体形细胞的核;中间层细胞核呈卵圆形,是梭形细胞的核;近游离面的细胞核为椭圆形,是柱状细胞的核,柱状细胞的游离面有纤毛。在柱状细胞之间夹有杯状细胞,因杯状细胞的黏原颗粒在制片过程中被溶解,故呈空泡状,底部狭窄,细胞核位于狭窄处。

2）黏膜下层:疏松结缔组织中可看到胶原纤维和成纤维细胞。胶原纤维束粗细不等,染成粉红色,被切成长短不一的纵、横和斜3种断面。成纤维细胞分散在纤维束之间,细胞质不明显,只可见椭圆形或梭形的细胞核。在纤维束之间可看到一些小血管的横、斜切面,在小血管的腔面可看到单层扁平上皮(内皮)。

7. 肺切片:具体如下。

（1）肉眼观察:肺切片呈海绵状,染成粉红色,可见数个大小不等的管腔和许多小泡状结构。

（2）低倍镜观察:肺实质内可见数个大小不等的各级支气管和许多空泡状的肺泡,与各级支气管伴行的血管为肺动脉的分支。

（3）高倍镜观察。

1）肺泡:为多面形囊泡,彼此紧密相连,肺泡壁很薄,内表面有一层肺泡上皮,上皮细胞界限不清,一般不易分辨两种不同的上皮细胞,上皮下方有少量结缔组织为肺泡隔,其中可见许多毛细血管断面。在肺泡隔和肺泡内可见含有黑色颗粒的细胞即为尘细胞,单个或成群存在,细胞核常被黑色颗粒遮盖而不清楚。

2）小支气管:管壁较厚,内表面覆以假复层纤毛柱状上皮,上皮下方可见平滑肌纤维束,黏膜下层有腺体,外膜有不规则的软骨片。

3）细支气管:上皮由假复层纤毛柱状上皮逐渐变为单层纤毛柱状上皮,杯状细胞、腺体和软骨减少或消失,围绕管壁的平滑肌较完整。

4）终末细支气管:上皮层为单层柱状上皮,杯状细胞、腺体和软骨片全部消失,有完整的环行平滑肌。

5）呼吸性细支气管:管壁不完整,有肺泡开口,上皮为单层柱状或单层立方上皮,上皮下的结缔组织中可见少量的平滑肌。

6）肺泡管:管壁有许多肺泡开口,相邻肺泡间的肺泡管处呈结节状膨大,其表面有单层立方上皮覆盖,内部有平滑肌。

7）肺泡囊:为许多肺泡共同围成的囊腔,在相邻肺泡开口处无平滑肌,只有少量结缔组织,故切片中看不到结节膨大。

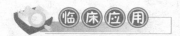
临床应用

急性黄疸型肝炎是急性肝炎的一个临床分型,甲、乙、丙、丁、戊五型肝炎病毒均可引起此型肝炎,最常见于甲型病毒性肝炎,其次为戊型病毒性肝炎。黄疸是由于胆汁渗入肝血窦进入血液循环所引起的。正常情况下,胆小管周围的肝细胞连接紧密,能封闭胆小管,防止胆汁外溢。当肝细胞受到侵害发生变性、肿胀、坏死时,胆小管的正常结果被破坏,胆汁溢出进入肝血窦,并随血液到达全身,引起黄疸。

呼吸膜是气－血交换的重要结构,当肺部有炎症(如大叶性肺炎)、急性肺水肿(可见于药物过敏、输液速度过快、急性心衰等)、肺纤维化(如矽肺、慢性支气管炎)时,可使肺泡隔增厚,肺泡腔积液,影响气－血交换而出现呼吸困难,甚至死亡。

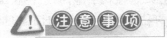

1. 组织切片要轻拿轻放,观察时要由低倍镜向高倍镜转换,注意不要让物镜头将盖玻片压坏。

2. 肺组织切片中,肺泡染色淡,将光线调暗,以便观察。

3. 注意在镜下认真区分肺导气部的各部结构。

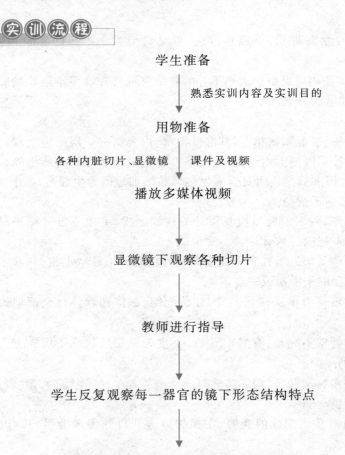

学生准备

熟悉实训内容及实训目的

用物准备

各种内脏切片、显微镜　课件及视频

播放多媒体视频

显微镜下观察各种切片

教师进行指导

学生反复观察每一器官的镜下形态结构特点

根据学生观察结果及实训报告进行评价

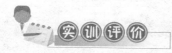

详见实训评分标准。

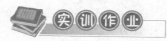

书写实训报告。

实训十一 消化、呼吸系统(显微镜)考核参考标准

项目	要求	量分	得分
用物准备	各种器官切片、显微镜、多媒体课件 (缺1种扣3分)	15	
实训操作	1. 播放多媒体视频,展示各器官的显微镜下结构和形态 2. 安置显微镜并调试 3. 根据教材辨认切片 4. 辨认切片的镜下特点 5. 反复观看和记忆 6. 分组讨论 7. 观察所有切片后,在实训报告上绘图,并标明结构名称 8. 实训完毕,整理用物及显微镜 (以上步骤,每做错一步扣8分) 提问各器官的显微结构特点 (根据回答情况适当扣分)	65	
熟练程度	操作时间20分钟 动作轻巧、辨认准确	5 5	
职业规范行为	1. 服装、鞋、帽整洁 2. 仪表大方,举止端庄 3. 态度和蔼	4 3 3	

实训十一 消化、呼吸系统(显微镜)实训报告

姓名		实训日期		学号	
班级		带教老师		评分	

【实训目的】

【实训内容】

【实训步骤】

【实训作业】

1. 肝:具体要求如下。

(1)填图。

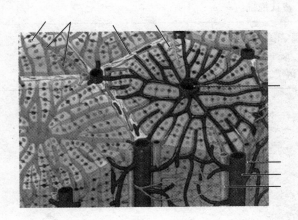

(2)描述肝的结构及功能。

2. 胰:具体要求如下。

(1)填图。

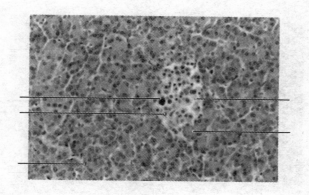

(2)描述胰的结构及功能。

3. 食管:具体要求如下。

(1)填图。

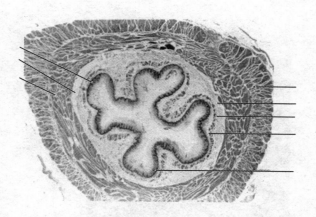

(2)描述食管的黏膜特点。

4. 十二指肠:具体要求如下。

(1)填图。

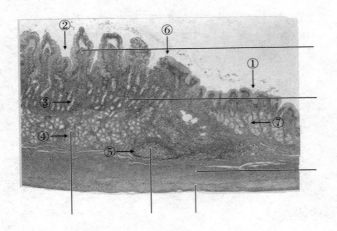

(2)描述十二指肠的结构特点。

5. 胃:具体要求如下。

(1)填图。

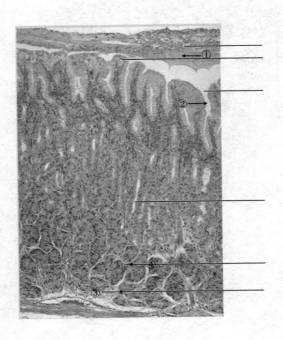

(2)描述胃黏膜的结构特点。

6. 肺:具体要求如下。

(1)填图。

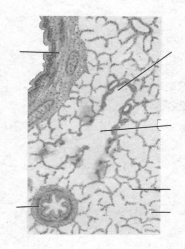

(2)简述肺泡的结构特点。

7. 气－血屏障:具体要求如下。

(1)填图。

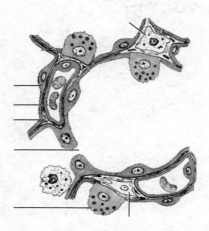

（2）描述气－血屏障的结构特点。

8. 试述胃底腺的细胞结构和功能。

9. 简述肝小叶的结构特点。

10. 简述气管壁的微细结构特点。

11. 比较肺导气部和呼吸部的管壁结构特点。

老师签名：

批阅时间：

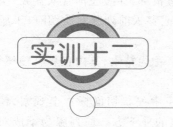

实训十二　生殖、脉管系统（大体标本及模型）

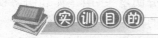

实训目的

1. 掌握：男性生殖系统的组成,睾丸、附睾的位置及形态结构,精索的组成及输精管结扎的部位,男性尿道的分部、三处狭窄、两个弯曲及其各部的结构特点和临床意义,女性生殖系统的组成,卵巢的形态、位置及固定装置,输卵管的位置、形态、分部及结扎部位,子宫的形态、位置及固定装置,心的位置、外形和各腔结构,主动脉的分段和其重要分支,颈总动脉、颈内动脉、颈外动脉、面动脉、颞浅动脉的起始、走行位置及分布范围,上腔静脉、下腔静脉、头臂静脉、颈内静脉、锁骨下静脉的组成、收纳范围和汇入,颈外静脉、头静脉、贵要静脉、肘正中静脉、大隐静脉、小隐静脉的起始、走行位置及汇入,肝门静脉的组成、位置、主要属支、收纳范围及侧支循环。

2. 熟悉：前列腺的位置及毗邻,阴道的形态、位置及阴道穹的构成和临床意义,心的传导系、心的血管分布和体表投影,锁骨下动脉、腋动脉、肱动脉、尺动脉、桡动脉、股动脉、腘动脉、胫前动脉、胫后动脉、足背动脉的起始和走行位置,腹腔干3大分支,肠系膜上、下动脉及肾动脉的名称和分布范围,静脉角的概念。

3. 在自身体表寻找颈总动脉、颞浅动脉、面动脉、肱动脉、股动脉、足背动脉的压迫止血点。

实训准备

1. 学生准备：熟悉实训内容,衣帽整洁。

2. 用物准备：男性骨盆正中矢状切面标本,男性生殖系统标本,阴茎解剖标本及横切面标本,多媒体课件及视频,女性生殖系统标本和模型,女性盆腔正中矢状切面的标本、模型和挂图,卵巢输卵管和子宫游离标本及挂图,女性盆腔和女外阴标本,女性乳房标本和模型,打开胸前壁的完整尸体标本,心传导系(牛心)标本或模型,心的血管铸型标本,离体心的解剖标本(示瓣膜)及模型,心的体表投影标本,连肺动脉离体心和离体肺与纵隔标本及模型,示全身动脉标本及模型,显示头颈部、胸部、腹部、盆腔血管的示教标本,上、下肢血管铸型标本,完整尸体标本(示主要动、静脉),头颈和四肢浅静脉标本及模型,游离静脉若干段,示静脉瓣、肝门静脉系的标本和模型,躯干后壁的动、静脉标本及模型。

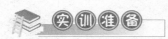

实训内容及方法

1. 睾丸和附睾：在男性生殖系统概观标本上观察睾丸和附睾的位置、形态,睾丸鞘膜的结构(图 12-1),脏、壁两层鞘膜的配布及鞘膜腔的形成。

2. 输精管和射精管：在男性生殖系统概观标本和男性骨盆正中矢状切面标本上观察,输精管是附睾管的直接连续,起自附睾尾,沿睾丸内侧上行至阴囊根部,穿腹股沟管入盆腔,绕至膀胱底的后方与精囊腺排泄管汇合成射精管。射精管长约2cm,穿入前列腺实质,开口于尿道前列腺部。

从睾丸上端至腹股沟管深环之间,有一条柔软的索状结构,称为精索,其内包裹有输精管、睾丸动脉、蔓状静脉丛、淋巴管和神经等。

3. 精囊和前列腺:在男性生殖系统概观标本和男性骨盆正中矢状切面标本上观察,精囊腺是一对椭圆形的囊状器官,位于膀胱底的后面和输精管壶腹的外下方。前列腺为不成对的实质性器官,呈栗子形,位于膀胱颈与尿生殖膈之间,其后邻直肠。

4. 阴囊和阴茎:取实训材料中列出的3个标本共同观察,区分阴茎头、阴茎体和阴茎根3部分(图12-2),查看阴茎的组成和3条海绵体位置。观察阴囊的位置、形态及内容物。

5. 男性尿道:在男性骨盆正中矢状切面标本上观察(图12-2),男性尿道的分部、3处狭窄、3处扩大、2个弯曲。辨认前、后尿道的位置及组成。

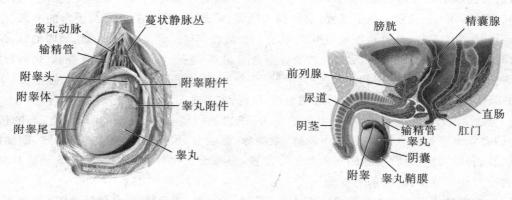

图12-1 睾丸和附睾　　　　　　图12-2 男性生殖系统矢状切面

6. 在女性生殖器相关标本和模型上确认女性生殖器的组成。女性内生殖器包括卵巢、输卵管、子宫、阴道(图12-3),女性外生殖器即女阴,包括:阴阜、大阴唇、小阴唇、阴道前庭、阴蒂、前庭球和前庭大腺(图12-4)。

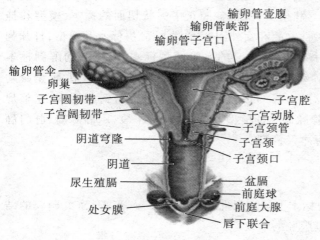

图12-3 女性生殖系统

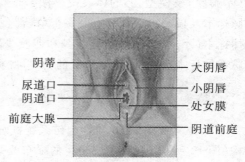

图12-4 女性外生殖器

7. 取女性盆腔解剖标本或模型,观察卵巢的位置、形态及固定装置。

寻找髂内、外动脉夹角处的卵巢窝,确认卵巢位于其窝内。观察其外形呈扁卵圆形,依次指认上、下端,内、外侧两面,前、后两缘,其中前缘有卵巢的血管、神经和淋巴管出入,即卵巢门。检查卵巢表面是否光滑,有过排卵的卵巢表面凹凸不平。

卵巢的固定装置:①查认连于卵巢上端与盆腔侧壁之间的卵巢悬韧带,该韧带内有卵巢的神经、血管;②查认位于卵巢下端与子宫底之间的卵巢固有韧带(又称卵巢子宫索);③查认位于卵巢前缘与子宫阔韧带后层之间的卵巢系膜。

8. 取女性内生殖器标本和女性盆腔标本,结合模型和挂图观察内生殖器官(图 12 – 5)。

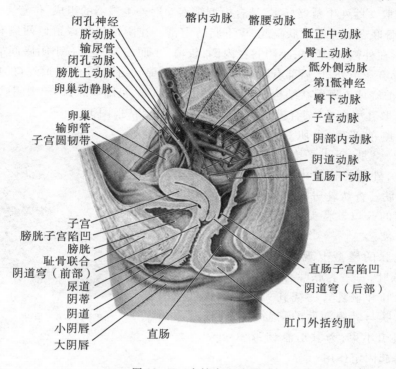

图 12 – 5 女性内生殖器

(1)输卵管:是由子宫两侧向外后延伸的一对管道,依次查认:①输卵管子宫部在子宫壁内;②输卵管峡部较短,位于子宫外侧;③输卵管壶腹部较长,位于峡部的外侧,管径粗而弯曲,呈壶腹状;④输卵管漏斗部为输卵管的外侧端,周缘有许多指状突起,称为输卵管伞,中央有输卵管腹腔口,与壶腹腔相通。

(2)子宫:位于盆腔中央,膀胱与直肠之间,呈前后稍扁、倒置的梨形(图 12 – 5)。成年女性的子宫呈前倾前屈位。查认子宫底、子宫体、子宫颈 3 部:子宫底为两侧输卵管子宫口平面以上的部分;下端细长的部分为子宫颈,子宫颈下 1/3 突入阴道内,为子宫颈阴道部,在阴道以上的为子宫颈阴道上部;底与颈之间的部分称为子宫体。子宫体与子宫颈阴道上部之间的稍细部分为子宫峡。

子宫内腔狭窄,分为上、下两部。上部位于子宫体内,为子宫腔,冠状切面为倒置的三角形;下部在子宫颈内,呈梭形,为子宫颈管。

(3)子宫的韧带:有 4 对韧带和盆腔肌的承托对子宫起固定作用。查认子宫的韧带,具体如下。①子宫阔韧带：在子宫的两侧，由子宫前后面的脏腹膜向两侧延伸至盆壁构成，主要功能为限制子宫向两侧移动。②子宫圆韧带：是一对长条形的圆索，沿子宫阔韧带两层之间，穿经腹股沟管，止于大阴唇皮下，维持子宫前倾位。③子宫主韧带：位于子宫阔韧带下部两层腹膜之间，起自子宫颈两侧，止于盆侧壁，防止子宫脱垂。④骶子宫韧带：起自子宫颈后外侧，绕直肠止于骶前筋膜，维持子宫前屈位。

9. 阴道：是前、后略扁的肌性管道，连接子宫和外生殖器（图 12－5）。查认阴道上端宽阔，包绕子宫颈阴道部，形成的一个环行凹陷，称为阴道穹。确认阴道穹分前部、后部和两个侧部，以后部最深。检查阴道穹上方的毗邻关系，是腹膜腔的直肠子宫陷凹。

10. 女阴：取女性外生殖器标本，结合模型观察女性外生殖器的组成、位置。

阴阜为耻骨联合前方的皮肤隆起，皮下脂肪丰富。在阴道口和尿道口两侧有两对纵形皮肤皱襞：大阴唇在外侧，较肥厚；小阴唇在内侧，较薄、小而光滑。左右小阴唇间的裂隙为阴道前庭，此区前部有尿道外口，后部有阴道口。阴蒂为海绵状结构，位于尿道外口的前方，表面覆以阴蒂包皮。前庭球为海绵状结构，相当于男性尿道球部，呈蹄铁状，位于大阴唇皮下。

11. 乳房：取乳房标本，结合模型观察乳房的位置及结构（图 12－6）。

乳房位于胸前部，胸大肌和胸肌筋膜浅面，上界平第 2～3 肋，下界平第 6～7 肋，内侧界至胸骨旁线，外侧界达腋中线，乳头平第 4 肋间隙或第 5 肋。查认乳房的中央有乳头，其顶端有输乳管的开口。乳头周围颜色较深的环形区域为乳晕。

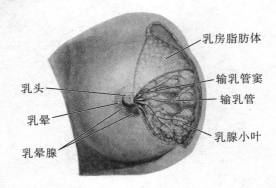

图 12－6　乳房

在显露乳腺的模型上观察乳腺，乳腺分 15～20 个乳腺叶，每一乳腺叶有一排泄管，为输乳管。乳腺叶和输乳管围绕乳头呈放射状排列。乳房皮肤与乳腺深面的胸筋膜之间连有许多纤维组织小束，为乳房悬韧带（Cooper 韧带），对乳房起固定作用。

12. 心的位置与外形：在打开胸前壁的完整尸体标本上观察，可见心位于纵隔内，居两肺之间，其外裹以心包。翻开心包的前份，即见心呈圆锥形，约 2/3 在身体正中线的左侧，1/3 在正中线的右侧。

配合心模型观察：心形似倒置的圆锥体（图 12－7），有 1 尖、1 底、2 面、3 缘和 3 条沟。其尖指向左前下方，称为心尖；底朝向右后上方，称为心底，与出入心的大血管相连，又称胸肋面；后下贴在膈上，称为膈面。心的右缘较锐利，左缘钝圆，下缘近水平位。心表面近心底处有一近似环形的冠状沟，将心分为上、下两部，上部较小为心房，下部较大为心室。心室的前、后面各有一条纵沟，分别称为前室间沟和后室间沟，前、后室间沟为左、右心室分界的表面标志。

13. 心的各腔：心有 4 个腔，即左心房、右心房、左心室和右心室。左、右心房之间有房间隔；左、右心室之间有室间隔。心房与心室之间的开口称为房室口。把心模型放在解剖位置上，分别观察右心房、右心室、左心房和左心室的内部结构（图 12－8）。

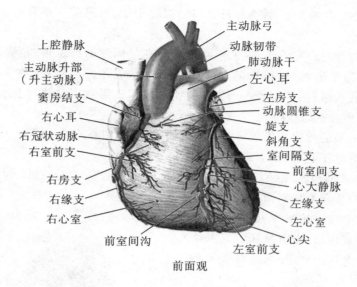

前面观

图 12 – 7　心脏外形

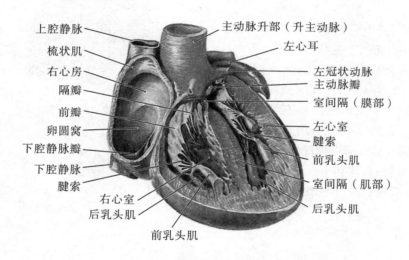

图 12 – 8　心脏内部结构

（1）**右心房**：其向左前方突出的部分称为右心耳。翻开房壁，可见其壁薄，内面光滑。查看出入口，其后上方的入口为上腔静脉口；后下方的入口为下腔静脉口；前下方的出口为右房室口，此口通右心室。在下腔静脉口与右房室口之间有冠状窦口，在下腔静脉入口左后上方有一卵圆形浅窝，即卵圆窝。

（2）**右心室**：将右心室前壁揭开，可见其室腔呈倒置的圆锥形，有出、入两口，入口在后上方，即右房室口，在口的周缘附有 3 片呈三角形的瓣膜，称为右房室瓣（三尖瓣）。在右心室内面，有锥体形的肌隆起，称为乳头肌，在乳头肌与房室瓣边缘有腱索相连。右心室腔向左上方伸延的部分形似倒置的漏斗形，称为动脉圆锥。动脉圆锥的上端即右心室的出口，称为肺动脉口，在口的周围附有 3 片呈半月形的瓣膜，称为肺动脉瓣。

（3）**左心房**：将心翻转，在心底处找到左心房，其向右前突出的部分称为左心耳。左心房后壁有 4 个入口,左、右各 2 个,称为肺静脉口。揭开房壁,可见前下部有一出口,称为左房室口,通向左心室。

（4）左心室:翻开左心室前壁,可见左心室内腔亦呈倒置的圆锥形,其底部有出、入两口,入口在左后方,称为左房室口,该口的周缘附有 2 片呈三角形的瓣膜,称为左房室瓣(二尖瓣),借腱索连于乳头肌;出口位于右前方,称为主动脉口,通向主动脉。主动脉口周缘也有 3 片半月形的瓣膜,称为主动脉瓣。

14. 心壁的构造:心壁由内向外可分为心内膜、心肌层和心外膜 3 层。

（1）心内膜:衬贴于心房、心室的内面,薄而光滑。

（2）心肌层:由心肌组成,心室肌比心房肌发达,请自己比较左、右心室肌的厚度与功能关系。

（3）心外膜:被覆于心肌表面,为浆膜心包的脏层。

15. 心的传导系:心传导系由特殊的心肌纤维构成,包括窦房结、房室结和房室束及其分支等(图 12 - 9)。心传导系通常在牛心和羊心标本上观察。

（1）窦房结:位于上腔静脉与右心耳之间的心外膜深面。

（2）房室结:位于冠状窦口与右房室口之间的心内膜深面,相当于冠状窦口前上方。

（3）房室束:由房室结发出,入室间隔分为左、右两支。右束支较细,在室间隔右侧心内膜深面下降;左束支沿室间隔左侧心内膜深面下行。左、右两支在心室内逐渐分为许多细小分支,最后形成浦肯野纤维网,与一般心室肌纤维相连。

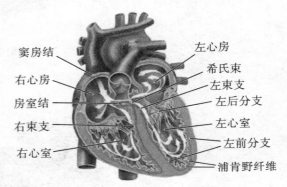

图 12 - 9　心传导系

16. 心的血管:具体如下。

（1）动脉:营养心本身的动脉有左、右冠状动脉(图 12 - 10)。

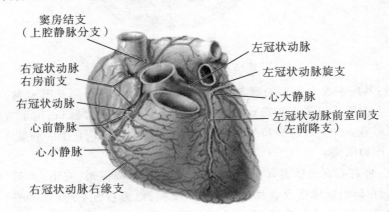

图 12 - 10　心的血管

1）左冠状动脉:起自升主动脉根部左侧,经左心耳与肺动脉之间左行,即分为前室间支和旋支。前室间支沿着前室间沟走向心尖;旋支沿冠状沟向左行,绕过心左缘至心的膈面。

2）右冠状动脉：起自升主动脉根部右侧，经肺动脉与右心耳之间沿冠状沟向右行，绕心右缘至冠状沟后部，其中一支沿后室间沟向下前行，称为后室间支。

（2）静脉：在心的膈面观察，在左心房与左心室之间的冠状沟内有一短粗静脉干，称为冠状窦，它收集了心大静脉、心中静脉和心小静脉的血液，经冠状窦口注入右心房。

17. 心包：为包裹心和大血管根部的锥形囊，包括纤维心包和浆膜心包两部分。浆膜心包又分为脏层和壁层，脏层紧贴在心表面，即心外膜；壁层贴于纤维心包的内面。浆膜心包的脏、壁两层在大血管根部互相移行，两层间形成的腔隙称为心包腔。纤维心包紧贴在浆膜心包壁层的外面，上方移行为大血管的外膜，下方愈着于膈肌。

18. 心的体表投影：在心的体表投影标本上观察，心外形的体表投影通常采用4点连线法表示（图12－11）。①左上点：位于左侧第2肋软骨下缘，距胸骨左缘约1.2cm处；②右上点：位于右侧第3肋软骨上缘，距胸骨右缘约1.0cm处；③左下点：位于左侧第5肋间隙，距前正中线7～9cm（或左锁骨中线内侧1～2cm）处；④右下点：位于右侧第7（或第6）胸肋关节处。上述4点弧线连接即构成心的体表投影。

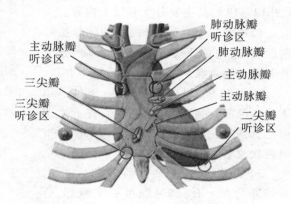

图12－11　心体表投影

19. 肺动脉：在打开胸前壁的完整尸体标本和离体心的标本上观察，肺动脉以一短干起自右心室，它沿主动脉前方上升，至主动脉弓下方分为左、右肺动脉，分别经左、右肺门入肺。在肺动脉分叉处，其与主动脉弓下缘之间有一短纤维索相连，称为动脉韧带，是胚胎时期动脉导管闭锁后的遗迹。

20. 主动脉：在已打开胸、腹前壁的完整尸体标本上观察，主动脉由左心室发出后，上升不远即弯向左后方至脊柱的左侧下行，经膈的主动脉裂孔入腹腔，达第4腰椎水平分为左、右髂总动脉（图12－12）。

（1）升主动脉：配合离体心脏标本观察。升主动脉起自左心室主动脉口，向右前上方斜行达右侧第2胸肋关节处，移行为主动脉弓。左、右冠状动脉发自升主动脉根部。

（2）主动脉弓：是升主动脉的延续，弓形弯向左后方，至第4胸椎水平移行为降主动脉。在主动脉弓的凸侧从右至左依次发出头臂干、左颈总动脉和左锁骨下动脉3条分支。头臂干在右胸锁关节后面亦分为右颈总动脉和右锁骨下动脉。

（3）降主动脉：是主动脉弓的延续，以主动脉裂孔为界，又分为胸主动脉和腹主动脉。

21. 头颈部的动脉：具体如下。

（1）颈总动脉：左、右各一，右侧起自头臂干，左侧起自

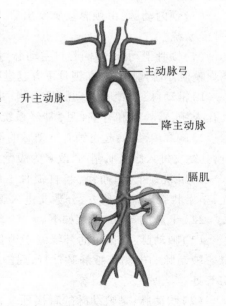

图12－12　主动脉

主动脉弓,两者都经胸廓上口入颈部,至甲状软骨上缘处分为颈内动脉和颈外动脉(图 12 – 13)。

在颈总动脉分叉处有两个重要结构,即颈动脉窦和颈动脉小球。颈动脉窦为颈内动脉起始部的膨大部分。颈动脉小球位于颈内、外动脉分叉处的后方,为红褐色的麦粒大小的椭圆形结构(示教)。

(2)颈外动脉:由颈总动脉发出后,经胸锁乳突肌深面上行,至颞下颌关节附近分为颞浅动脉和上颌动脉两个终支。颈外动脉分布于颈部、头面部和硬脑膜等(图 12 – 13),其主要分支有以下内容。

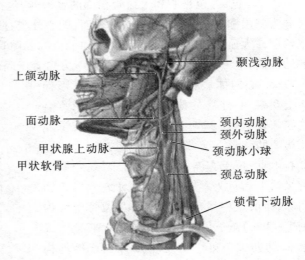

图 12 – 13 头颈部

1)甲状腺上动脉:自颈外动脉起始部前面发出,向前下方至甲状腺上端,分支营养甲状腺及喉。

2)面动脉:起自颈外动脉,通过下颌下腺的深面,在咬肌前缘绕下颌骨下缘达面部,再经口角和鼻翼外侧纡曲向上,至眼内眦改名为内眦动脉。

3)颞浅动脉:为颈外动脉终支之一,在耳屏前方上升,越过颧弓根至颞部,分支营养腮腺、眼轮匝肌、额肌和头顶颞部的浅层结构。

4)上颌动脉:是颈外动脉另一个终支,在下颌颈部起自颈外动脉,向前行达上颌骨后面,沿途分布于下颌牙齿、咀嚼肌、鼻腔、腭扁桃体等。其中一重要分支为脑膜中动脉,它自棘孔入颅,分布于硬脑膜(示教)。

(3)颈内动脉:由颈总动脉发出后,向上经颅底颈内动脉管入颅腔,分支营养脑和视器(见"神经系统")。

(4)锁骨下动脉:左侧起自主动脉弓,右侧起自头臂干。左、右锁骨下动脉都贴肺尖的内侧绕胸膜顶,出胸廓上口,在锁骨下方越过第 1 肋,进入腋窝,改名为腋动脉。其主要分支如下。

1)椎动脉:为锁骨下动脉最内侧一个较粗的分支,向上穿第 6 至第 1 颈椎横突孔,经枕骨大孔入颅,营养脑和脊髓(见"神经系统")。

2)胸廓内动脉:起自锁骨下动脉的下面,与椎动脉的起始处相对,沿第 1~6 肋软骨后面下行,其终支进入腹直肌鞘内,改名为腹壁上动脉,沿途分支至肋间肌、乳房、心包、膈和腹直肌。

3)甲状颈干:短而粗,起自锁骨下动脉。其主要分支有甲状腺下动脉,横过颈总动脉后面,至甲状腺下端的后方,分数支进入腺体。

22. 上肢的动脉:具体如下。

(1)腋动脉:在第 1 肋外缘续于锁骨下动脉(图 12 – 14),经腋窝至背阔肌下缘改名为肱动脉。腋动脉的内侧有腋静脉伴行,周围有臂丛包绕。腋动脉主要分支分布于胸肌、背阔肌和乳房等处。

(2)肱动脉:是腋动脉的直接延续,沿肱二头肌内侧沟与正中神经伴行,向下至肘窝深部,平桡骨颈处分为桡动脉和尺动脉。

图中标注:颞浅动脉、上颌动脉、面动脉、甲状腺上动脉、甲状软骨、颈内动脉、颈外动脉、颈动脉小球、颈总动脉、锁骨下动脉

　　(3)桡动脉:为肱动脉终支之一,经肱桡肌与旋前圆肌之间,继在肱桡肌与桡侧腕屈肌之间下行至桡腕关节处绕到手背,然后穿第1掌骨间隙至手掌深面,与尺动脉的掌深支吻合,构成掌深弓。

　　(4)尺动脉:斜越肘窝,在尺侧腕屈肌和指浅屈肌之间下行,至桡腕关节处,经豌豆骨的外侧入手掌,其终支与桡动脉的掌浅支吻合形成掌浅弓。

　　(5)掌浅弓与掌深弓:利用掌浅弓、掌深弓标本示教。

　　1)掌浅弓:位于掌腱膜深面,指屈肌腱的浅面,由尺动脉的终支和桡动脉的掌浅支构成。自掌浅弓向前发出4个分支,内侧支供应小指尺侧缘,其余3支为指掌侧总动脉。在掌指关节处各又分为2支指掌侧固有动脉,供应2~5指的相对缘。

　　2)掌深弓:位于指屈肌腱的深面,由桡动脉的终支和尺动脉的掌深支构成,血液主要来自桡动脉。掌深弓很细,由它发出3个分支,向远侧至掌骨头附近注入掌浅弓的各个分支。

　　23.胸部的动脉:在打开胸前壁的完整尸体标本上观察。胸主动脉位于脊柱的左前方(图12-15),上平第4胸椎高度续于主动脉弓,向下斜行至脊柱前面,在第8~9胸椎水平同食管交叉(在食管之后)向下平第12胸椎处穿膈的主动脉裂孔进入腹腔,延续为腹主动脉。胸主动脉的主要分支有壁支和脏支。

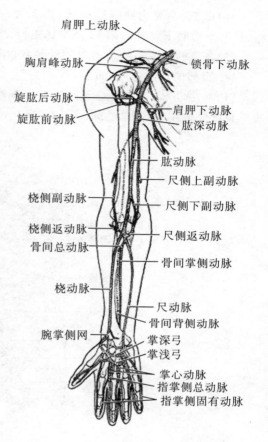

图12-14　上肢动脉

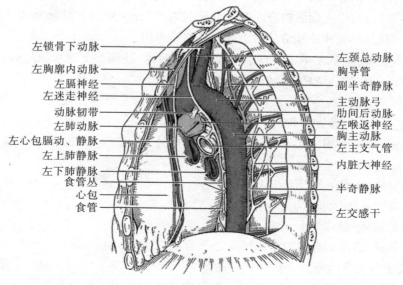

图12-15　胸部动脉

(1)壁支:主要为肋间后动脉,共 9 对,走行在第 3～11 肋间隙中,位于相应肋骨的肋沟内,还有 1 对肋下动脉沿第 12 肋下缘走行,壁支主要分布到胸、腹壁的肌和皮肤。

(2)脏支:细小,主要有支气管动脉和食管动脉,营养同名器官(不必观察)。

24. 腹部的动脉:具体如下。

(1)腹主动脉:先在腹腔深层标本上观察,可见腹主动脉在脊柱的左前方下行,约在第 4 腰椎高度分为左、右髂总动脉(图 12－16)。腹主动脉分支有脏支和壁支,主要观察脏支。

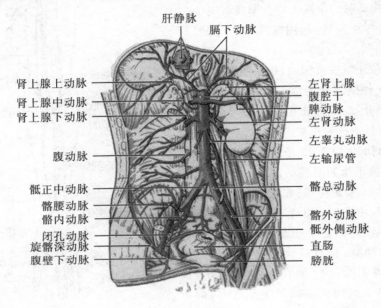

图 12－16　腹部动脉

(2)腹腔干:短而粗,自腹主动脉起始部发出,立即分为胃左动脉、肝总动脉和脾动脉 3 支,主要营养胃、肝、胆囊、胰、十二指肠和食管腹段等处。胃左动脉向左上行至胃的贲门处再沿胃小弯向右下行,与胃右动脉吻合。肝总动脉向右行,分为肝固有动脉和胃十二指肠动脉。轻轻把胃向上翻起,可见脾动脉沿胰的上缘向左行至脾门。

(3)肠系膜上动脉:约平第 1 腰椎水平起自腹主动脉,经胰和十二指肠之间进入小肠系膜根内,分支分布于十二指肠以下至结肠左曲之间的肠管。

(4)肠系膜下动脉:约平第 3 腰椎处起自腹主动脉,向左下方行走,分支分布于横结肠左曲以下至直肠上 2/3 的肠管。其重要分支有直肠上动脉。

(5)肾动脉:为一对粗大的动脉,约平第 2 腰椎处发自腹主动脉,水平横向外侧,经肾门入肾。

(6)睾丸动脉(示教)。

(7)肾上腺中动脉(示教)。

25. 盆部的动脉:具体如下。

(1)髂总动脉:腹主动脉平对第 4 腰椎处分为左、右髂总动脉(图 12－17)。髂总动脉向外侧行至骶髂关节处又分为髂内动脉和髂外动脉。

(2)髂内动脉:是一短干,向下进入盆腔,分支分布于盆内脏器及盆壁。示教下列动脉:直肠下动脉、子宫动脉、阴部内动脉。

（3）髂外动脉：是输送血液至下肢的主干，它沿腰大肌内侧缘下降，经腹股沟韧带深面至股部，移行为股动脉。髂外动脉在腹股沟韧带上方发出腹壁下动脉，向上内行至腹直肌鞘。

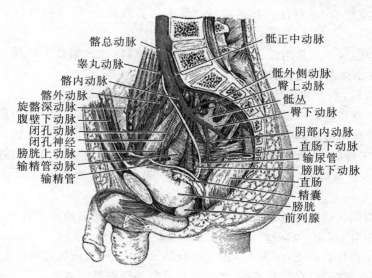

左侧标注（从上到下）：
髂总动脉
睾丸动脉
髂内动脉
髂外动脉
旋髂深动脉
腹壁下动脉
闭孔动脉
闭孔神经
膀胱上动脉
输精管动脉
输精管

右侧标注（从上到下）：
骶正中动脉
骶外侧动脉
臀上动脉
骶丛
臀下动脉
阴部内动脉
直肠下动脉
输尿管
膀胱下动脉
直肠
精囊
膀胱
前列腺

图 12 - 17　盆部动脉

26. 下肢的动脉：具体如下。

（1）股动脉：在腹股沟韧带中点深面续髂外动脉，向下穿大收肌腱达腘窝，改名为腘动脉。在股三角内，股动脉居中，其内侧有股静脉，外侧有股神经。股动脉较大的分支为股深动脉（图 12 - 18）。它行向后内下方，分支营养大腿诸肌。

（2）腘动脉：位于腘窝深部，为股动脉的延续，向下至腘窝下角处分为胫前动脉和胫后动脉。

（3）胫后动脉：是腘动脉终支之一，行于小腿后群肌深、浅两层之间，向下经内踝与跟腱之间达足底，分为足底内侧动脉和足底外侧动脉。胫后动脉分布于小腿后群肌、外侧群肌和足底肌。

（4）胫前动脉：发出后向前穿小腿骨

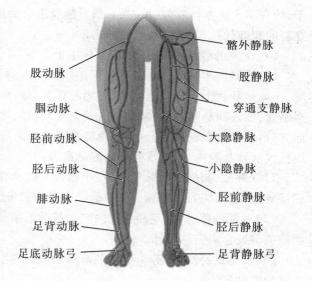

左侧标注（从上到下）：
股动脉
腘动脉
胫前动脉
胫后动脉
腓动脉
足背动脉
足底动脉弓

右侧标注（从上到下）：
髂外静脉
股静脉
穿通支静脉
大隐静脉
小隐静脉
胫前静脉
胫后静脉
足背静脉弓

图 12 - 18　下肢动静脉

间膜至小腿前群肌之间下行，经踝关节前方移行为足背动脉。

27. 上腔静脉系：在头颈部、胸部静脉标本上观察，上腔静脉为一条短而粗的静脉干，于右侧第 1 肋的后方，由左、右头臂静脉汇合而成，沿升主动脉右侧垂直下降，注入右心房。头臂静脉是由同侧颈内静脉和锁骨下静脉在胸锁关节后汇合而成，其汇合处形成的夹角称为静脉角。

（1）头颈部的静脉：具体如下。

1)颈内静脉:上端起自颅底颈静脉孔,收集颅内静脉血,沿颈内动脉和颈总动脉外侧下行,在胸锁关节的后方与锁骨下静脉汇合成头臂静脉。颈内静脉的属支分为颅内属支与颅外属支。主要观察颅外属支。①面静脉:起自眼内眦(内眦静脉)与面动脉伴行,在下颌角附近与下颌后静脉前支汇合,下行注入颈内静脉。②下颌后静脉:由颞浅静脉与上颌静脉汇合而成,注入颈内静脉。

2)颈外静脉:起自下颌角附近,沿胸锁乳突肌表面下降,注入锁骨下静脉。颈外静脉为一浅静脉干,一般在活体上透过皮肤可见。

(2)上肢的静脉:在上肢浅静脉标本上观察。

1)浅静脉:手背皮下的浅静脉形成手背静脉网,由此网汇集成头静脉和贵要静脉。①头静脉:起自手背静脉网的桡侧,沿前臂桡侧和肱二头肌外侧沟上行,至三角肌和胸大肌之间注入腋静脉或锁骨下静脉;②贵要静脉:起自手背静脉网的尺侧,沿前臂尺侧和肱二头肌内侧沟上行,注入肱静脉或腋静脉;③肘正中静脉:位于肘窝内,是连接头静脉与贵要静脉的一条短干。

2)深静脉:与同名动脉伴行,在臂以下一般有两条静脉与同名动脉伴行。

(3)胸部的静脉:在躯干后壁的动、静脉标本及模型上观察。

1)奇静脉:在椎体右侧上行,至第4或第5胸椎水平向前弯,绕过右肺根上方,注入上腔静脉。奇静脉收集食管静脉、支气管静脉、半奇静脉及副半奇静脉的血液。

2)胸廓内静脉:在胸前壁内侧面观察,与同名动脉伴行,注入头臂静脉。

28. 下腔静脉系:在躯干后壁的动、静脉标本及模型上观察。下腔静脉是一条粗大的静脉干,约在第5腰椎体右侧,由左、右髂总静脉汇合而成,沿腹主动脉右侧上升,经肝的腔静脉窝,穿膈的腔静脉孔入胸腔,注入右心房。

(1)下肢的静脉:在下肢浅静脉标本上观察。

1)浅静脉:下肢的浅静脉在皮下组织内构成静脉网,其中有两条较恒定的静脉,即大隐静脉、小隐静脉。①小隐静脉:在足外侧起自足背静脉弓,经外踝后方上升,沿小腿后面正中线行至腘窝,注入腘静脉。②大隐静脉:是全身最长的皮下静脉,于足内侧起自足背静脉弓,经内踝前方,沿小腿和大腿内侧上行,至隐静脉裂孔注入股静脉。大隐静脉在注入股静脉之前还收纳腹壁浅静脉及股内、外侧浅静脉的静脉血。

2)深静脉:与同名动脉伴行,在小腿以下的动脉有两条同名静脉伴行,到腘窝处合成一条腘静脉,然后延续为股静脉。股静脉经腹股沟韧带深面延续为髂外静脉。

(2)盆部的静脉:盆壁和盆腔内脏的静脉汇集成髂内静脉;与股静脉延续来的髂外静脉在骶髂关节处合成髂总静脉。

(3)腹部的静脉:可分为腹壁的静脉和腹腔内脏的静脉(在完整尸体标本上主要观察腹腔内脏的静脉)。

1)成对脏器的静脉:①肾静脉,与肾动脉伴行,呈直角注入下腔静脉。②睾丸静脉。

2)不成对脏器的静脉:先汇集成肝门静脉入肝,经肝静脉再注入下腔静脉。①肝静脉:有2～3支,由腔静脉沟(窝)内穿出肝实质,汇入下腔静脉。②肝门静脉:肝门静脉收集腹腔不成对脏器(除肝外)的静脉血。肝门静脉是一短而粗的静脉干,由肠系膜上静脉和脾静脉在胰头后方汇合而成。在十二指肠上部后方上行,进入肝十二指肠韧带内至肝门。在肝十二指肠韧带内查看肝门静脉、肝固有动脉和胆总管的位置关系。肝门静脉的属支有:肠系膜上静脉沿同名动脉上行,收集同名动脉分布区的静脉血。脾静脉起自脾门,沿同名动脉右行,至胰头后方与肠系膜上静脉汇合成肝门静脉。肠系膜下静脉与同名动脉伴行,通常注入脾静脉,有时注入肠系膜上静脉。胃左静脉与胃左动脉伴行,注入肝门静脉(不细查)。附脐静脉起自脐周静脉网,沿肝圆韧带上行至肝门,注入肝门静脉(不细查)。

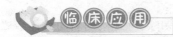

1. 临床上对于急性尿潴留患者,多采用导尿法来解决排尿困难,其中将阴茎向腹部提起即可解除耻骨前弯,然后插尿管时要缓慢进入,避免在耻骨下弯和3个狭窄处损伤尿道。若因前列腺增生梗阻,插尿管失败,可在耻骨联合上缘行膀胱穿刺术。

2. 输卵管峡部较短,是女性结扎的常选部位;输卵管壶腹是卵子正常受精的部位;输卵管伞是手术时识别输卵管的重要标志。

3. 子宫峡为子宫颈与子宫体间相互移行的部分,较狭细。非妊娠时,子宫峡部不明显,长约1cm,至妊娠末期,此部可延长至7～11cm,峡部逐渐变薄,产科常在此处进行剖宫术,产力异常引起的子宫破裂易发生在此处。

4. 临床上心搏骤停患者为了使心脏恢复搏动,常在心腔内注射心肌兴奋药物,心内注射的位置在胸骨左缘第4肋间隙。

5. 卵圆窝、室间隔膜部及动脉韧带处是先天性心脏病的好发部位。在大型车祸多人创伤的现场救护时,上肢外伤出血,若患者清醒,单肢受伤可让其用对侧拇指在上臂中段从内向外将肱动脉压向肱骨止血。若损伤重,可在臂上1/3处绑扎止血带止血,不能在臂中、下段绑扎止血带,因该处有桡神经从桡神经沟内经过,可造成桡神经损伤。

6. 由于面静脉无静脉瓣,面部疖肿挤压后细菌栓子可沿面静脉、内眦静脉、眼静脉逆流入海绵窦,引起颅内感染,危及生命,故将鼻根至两口角之间的区域称为"危险三角"。该处的疖在临床护理中要注意避免热敷和多讲话,可冷敷或涂些红霉素软膏。

7. 颞浅静脉、颈外静脉、头静脉、手背静脉网、大隐静脉、足背静脉弓是临床上静脉注射的常选部位,肘正中静脉是临床上静脉穿刺采血的常选部位,颈内静脉、锁骨下静脉是静脉穿刺置管的常选部位,股静脉是临床上深静脉穿刺的常选部位。

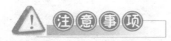

1. 男性尿道的3个狭窄及膀胱三角的出入口难以寻找,应仔细观察。

2. 部分过度空虚的膀胱因逼尿肌强烈收缩而变形,需认真辨认其尖、体、底、颈的结构特点。

3. 未妊娠的子宫肌层发达,子宫前、后壁紧密相贴,子宫内腔很小,不易观察。

4. 阴道穹前部、后部和两个侧部深度不一,以后部最深,应仔细观察。

5. 一定要把心标本放在解剖位置后再进行观察,将放大的心模型与标本结合起来观察,收效较佳。

6. 心的传导系在人心上不易看出,需在牛心或羊心上观察。

7. 心瓣膜及腱索较薄弱,不宜用镊子提拉,以免损伤。

8. 心的形态结构较复杂,在模型与标本相结合的基础上借助多媒体视频观察效果更佳。

9. 肺动脉内含静脉血,肺静脉内含动脉血。

10. 注意在标本上区别动脉、静脉。

11. 根据动脉起止、行程、分支及分布范围来学习。

12. 观察时动作要轻巧,不要用力牵拉,以免将动脉扯断。

13. 观察后要将动脉放回原解剖位置上。

14. 深静脉多与动脉伴行,故制作标本时,有些静脉可能被切除,可观察同名动脉体会之。

15. 静脉的变异较多,尤以浅静脉变异更多,观察时应特别注意。

16. 静脉比动脉壁薄,弹性差,易损坏,故观察时切忌用力拉扯。

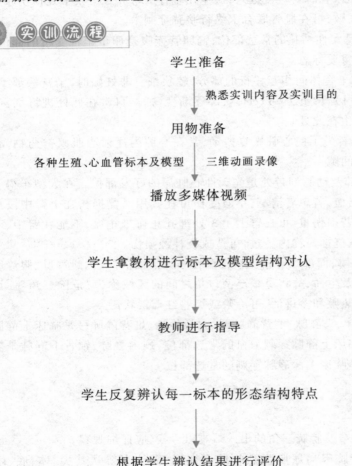

学生准备

熟悉实训内容及实训目的

用物准备

各种生殖、心血管标本及模型 | 三维动画录像

播放多媒体视频

学生拿教材进行标本及模型结构对认

教师进行指导

学生反复辨认每一标本的形态结构特点

根据学生辨认结果进行评价

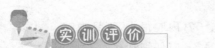

详见实训评分标准。

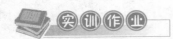

书写实训报告。

实训十二　生殖、脉管系统（大体标本及模型）考核参考标准

项目	要求	量分	得分
用物准备	各种生殖、心血管器官模型和标本 （缺 1 种扣 3 分）	15	
实训操作	1. 播放多媒体视频,展示各器官的结构和形态 2. 取出器官的标本 3. 根据教材辨认器官的结构、形态 4. 辨认解剖标志 5. 反复观看和记忆 6. 分组讨论 7. 观察所有标本后,在实训报告上绘图,并标明结构名称 8. 实训完毕,整理用物 （以上步骤,每做错一步扣 8 分） 提问各器官的形态结构特点 （根据回答情况适当扣分）	65	
熟练程度	操作时间 20 分钟 动作轻巧、辨认准确	5 5	
职业规范行为	1. 服装、鞋、帽整洁 2. 仪表大方,举止端庄 3. 态度和蔼	4 3 3	

实训十二　生殖、脉管系统(大体标本及模型)实训报告

姓名		实训日期		学号	
班级		带教老师		评分	

【实训目的】

【实训内容】

【实训步骤】

【实训作业】

1. 睾丸和附睾:具体要求如下。

(1)填图。

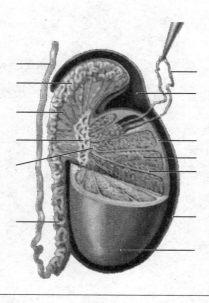

（2）描述睾丸和附睾的结构特点。

2. 膀胱：具体要求如下。
（1）填图。

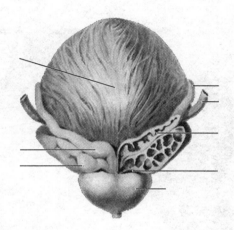

（2）描述膀胱位置及功能。

3. 阴茎：具体要求如下。
（1）填图。

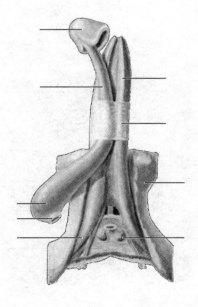

(2)描述阴茎的形态特点。

4. 女性生殖系统:具体要求如下。
(1)填图。

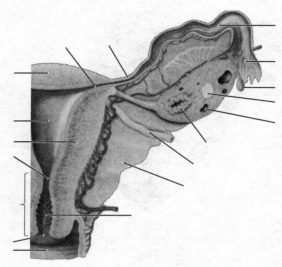

(2)描述女性生殖系统的组成。

5. 女性外阴:填图。

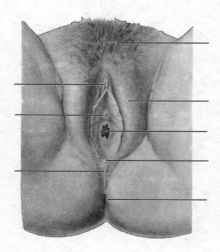

6. 心：具体要求如下。

（1）填图。

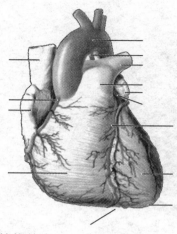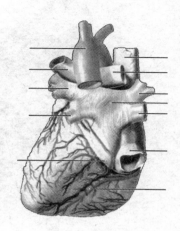

（2）简述心的结构特点。

7. 心腔：具体要求如下。

（1）填图。

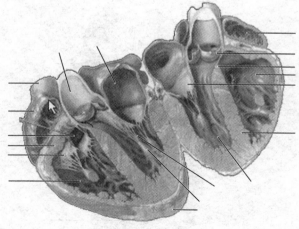

（2）描述心腔的形态及结构特点。

8. 心的传导系统:具体要求如下。

（1）填图。

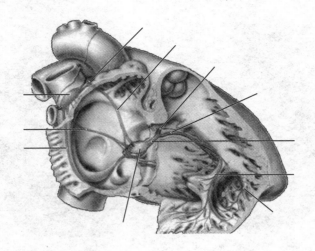

（2）描述心的传导系统的组成。

9. 头颈部动脉:具体要求如下。

（1）填图。

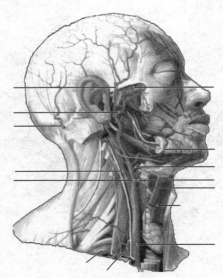

（2）描述头颈部动脉的分支。

10. 胸主动脉：具体要求如下。
（1）填图。

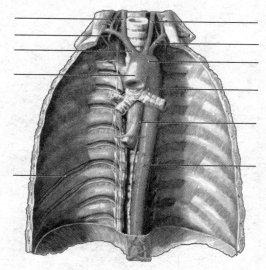

（2）描述胸主动脉的分支。

11. 腹主动脉：具体要求如下。
（1）填图。

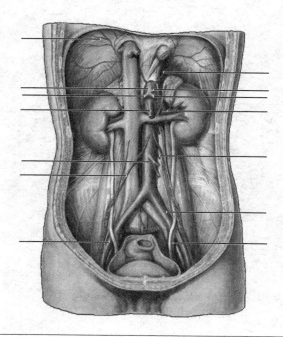

（2）描述腹主动脉的分支。

12. 头静脉：填图。

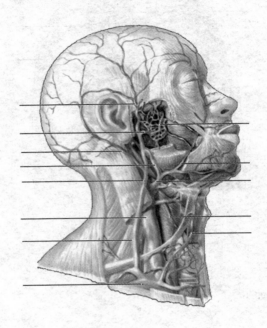

13. 胸部静脉：填图。

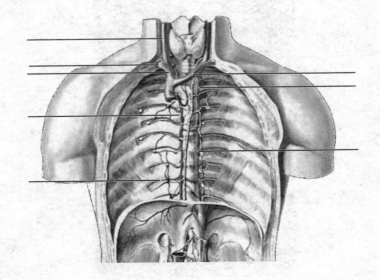

14. 门静脉:填图。

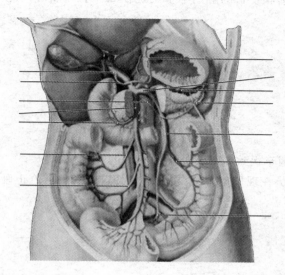

15. 上、下肢静脉:填图。

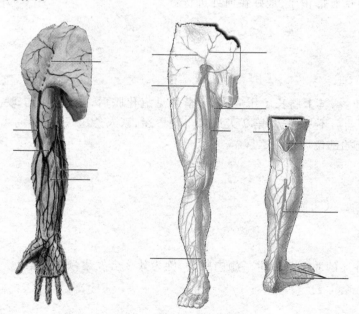

16. 从手背静脉网输入头孢曲松钠治疗肺炎,写出药物到达肺的途径。

17. 乳房手术常做放射状切口的解剖学基础是什么？乳腺癌时,乳房表面出现"橘皮样变"的机制是什么？

18. 赵某,男,45 岁,因车祸致左下肢外伤出血不止。

(1)如果你是医务人员在现场抢救,应在伤者何处进行紧急压迫止血？

(2)若改为绑扎止血带止血,最好在何处进行？

19. 李某,女,34 岁,其上唇长了疖疮,白天李某见疮化脓后,多次挤压。晚上李某出现寒战高热,吃了感冒药后不见好转,第 2 天患者出现昏迷,家人急送医院救治。

(1)李某长脓疮的部位属于什么区？

(2)李某发生昏迷的原因是发生了颅内感染,她为什么会发生颅内感染？

老师签名:

批阅时间:

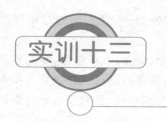

实训十三　泌尿、生殖系统(显微镜)

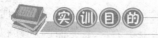

实训目的

1. 掌握:睾丸的微细结构特点,卵巢的微细结构特点,肾小体、肾小管各段、集合小管的微细结构,近曲小管上皮细胞、滤过屏障的微细结构。

2. 了解:子宫的微细结构特点。

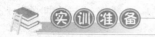

实训准备

1. 学生准备:熟悉实训内容,衣帽整洁。

2. 用物准备:睾丸切片(HE 染色)、卵巢切片(HE 染色)、子宫切片(增生期 HE 染色)、肾切片(HE 染色)

3. 仪器设备:多媒体视频、挂图、显微镜。

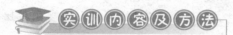

实训内容及方法

(一)肾切片

1. 肉眼观察:浅层染色较深的部分为皮质,深层染色较浅的部分为髓质。

2. 低倍镜观察:皮质内许多散在的红色圆形结构是肾小体的断面,其周围密集的管腔是近端小管曲部和远端小管曲部。深面无肾小体的部分为髓质,其内的各种管腔是近端小管直部、细段、远端小管直部和集合管的断面。

3. 高倍镜观察:具体如下。

(1)肾小体:血管球染成红色,管壁不易辨认;肾小囊内层与毛细血管壁紧贴,不易分清;外层为单层扁平上皮,两层间的透明间隙为肾小囊腔。

(2)近端小管曲部:染成红色,上皮细胞为锥体形,相邻细胞的界限不清,游离面有红色刷状缘,管腔小且不规则。

(3)远端小管曲部:染成浅红色,上皮细胞为立方形,相邻细胞的界限清晰,细胞游离面无刷状缘,管腔较大且规则。

(4)细段:染成浅红色,管壁为单层扁平上皮,管腔小。

(5)集合管:管腔较大,上皮细胞因部位不同可呈立方形或低柱状,细胞界限清晰,细胞核着色深。

(二)睾丸切片

1. 肉眼观察:圆形或椭圆形的组织是睾丸,周边的红色带状区域是睾丸白膜;睾丸旁的小块状组织是附睾。

2. 低倍镜观察:可见实质内弯曲的精曲小管被切成很多横断面,小管之间的结缔组织为睾丸间质。

3. 高倍镜观察:精曲小管管腔小、壁厚,管壁有许多不同发育阶段的生精细胞,紧靠基膜的是一些体积较小,细胞核呈圆形,染色较深的精原细胞;精原细胞的管腔面可见初级精母细胞和次级精母细胞;初级精母细胞体积较大,细胞核也大,核内染色体呈粗线状(即处于有丝分裂状)。

(三)卵巢切片

1. 肉眼观察:呈卵圆形,皮质内可见大小不同的空泡,为不同发育阶段的卵泡。

2. 低倍镜观察:卵巢皮质位于卵巢的周围部,其内有不同发育阶段的卵泡;卵巢的髓质位于中央部,由疏松结缔组织构成。皮质浅层是大量的原始卵泡,其中央有一个大而圆的卵母细胞,染色较浅;卵母细胞周围包绕一层扁平的卵泡细胞。皮质深层可见许多生长卵泡,大小不一,结构有所差异。卵母细胞体积较大,周围出现嗜酸性的透明带;卵泡细胞体积较大,呈立方形,可排列成单层或多层;卵泡细胞之间可出现大小不一的卵泡腔,靠近卵母细胞的一层卵泡细胞呈高柱状,形成放射冠;卵泡周围的结缔组织逐渐形成卵泡膜。成熟卵泡与晚期的生长卵泡相似,体积更大,由于取材的原因,切片中不易看到。

3. 高倍镜观察:选择一个比较典型的生长卵泡,在高倍镜下进一步观察上述各部结构。

(四)子宫切片

1. 肉眼观察:子宫壁厚,染成蓝紫色的是子宫内膜;染成红色的是子宫肌层。

2. 低倍镜观察:由子宫内膜向外膜逐层观察。

(1)子宫内膜:浅层为单层柱状上皮,染成淡紫色。深层为固有层,可见有许多由单层柱状上皮构成的子宫腺和许多螺旋小动脉。

(2)子宫肌层:子宫的肌层很厚,为平滑肌,层次不明显,肌层之间含有许多血管。

(3)子宫外膜:浅层为单层扁平上皮(间皮),深层为结缔组织。

3. 高倍镜观察:选择黏膜处,观察单层柱状上皮构成的子宫腺和许多螺旋小动脉。

(五)膀胱切片

1. 肉眼观察:膀胱壁由三层组织组成,由内向外为黏膜层,肌层和外膜。

2. 低倍镜观察:具体如下。

(1)膀胱浆膜层:浆膜层为蜂窝脂肪组织,包围着膀胱后上两侧和顶部。

(2)膀胱肌肉层:①逼尿肌。逼尿肌为膀胱壁层肌肉的总称,由平滑肌构成;分为三层,内、外层为纵行肌,中层为环形肌;环状肌最厚,坚强有力。②膀胱三角区肌。三角区肌是膀胱壁层以外的肌肉组织,起自输尿管纵肌纤维,向内、向下、向前扇状展开;向内伸展的部分和对侧肌彼此联合成为输尿管间嵴,向下、向前伸展至后尿道的部分为贝氏(Bell)肌,另有一组左、右肌纤维在三角区中心交叉成为三角区底面肌肉。

(3)膀胱黏膜层:黏膜层为极薄的一层移行上皮组织,和输尿管及尿道黏膜彼此连贯。黏膜在三角区由于紧密地和下层肌肉连合,所以非常光滑,但在其他区域则具有显著的皱襞,在膀胱充盈时,皱襞即消失。黏膜层有腺组织,特别是在膀胱颈部及三角区。

(4)黏膜下层:只存在于三角区以外的区域,具有丰富血管,有弹性的疏松组织,它将黏膜和肌肉层彼此紧连着。

3. 高倍镜观察:选择黏膜层,观察移行上皮各层细胞的特点。

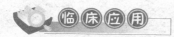

肾小体经滤过膜产生的原尿99%由肾小管和集合管重吸收,当肾小管和集合管重吸收的功能减少1%,那么尿量将增加1倍。成人正常尿量为每日1~2L,当尿量大于2.5L时即为多尿,标志着肾功能减退。

子宫内膜在月经期脱落的内膜细胞、正常经血从宫口经阴道排出体外,但经血逆流经输卵管到腹腔,种植在腹腔器官的表面且进一步分裂增生,造成痛经、月经异常、不孕等症状,该病即称为子宫内膜异位症。

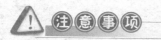

1. 精曲小管管腔小,壁厚,管壁有许多不同发育阶段的生精细胞,其形态结构复杂,应从内向外逐层仔细观察。

2. 子宫内膜在增生期和分泌期存在较大差异,要仔细辨认。

3. 肾小管分段多,结构复杂难辨,应仔细观察。

4. 镜下绘图时要左眼看镜,右眼画图。

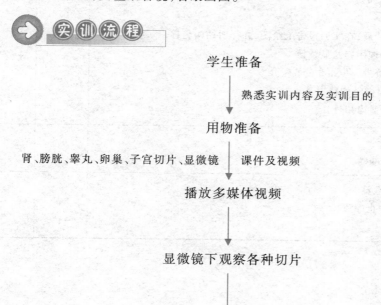

学生准备

熟悉实训内容及实训目的

用物准备

肾、膀胱、睾丸、卵巢、子宫切片、显微镜 │ 课件及视频

播放多媒体视频

显微镜下观察各种切片

教师进行指导

学生反复观察每一器官的镜下形态结构特点

根据学生观察结果及实训报告进行评价

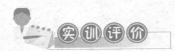

详见实训评分标准。

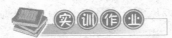

书写实训报告。

实训十三　泌尿、生殖系统（显微镜）考核参考标准

项目	要求	量分	得分
用物准备	肾、膀胱、睾丸、卵巢、子宫切片、显微镜 （缺 1 种扣 3 分）	18	
实训操作	1. 播放多媒体视频,展示各器官的显微镜下结构和形态 2. 安置显微镜并调试 3. 根据教材辨认切片 4. 辨认切片在镜下特点 5. 反复观看和记忆 6. 分组讨论 7. 观察所有切片后,在实训报告上绘图,并标明结构名称 8. 实训完毕,整理用物及显微镜 （以上步骤,每做错一步扣 8 分） 提问各器官的显微结构特点 （根据回答情况适当扣分）	62	
熟练程度	操作时间 20 分钟 动作轻巧、辨认准确	5 5	
职业规范行为	1. 服装、鞋、帽整洁 2. 仪表大方,举止端庄 3. 态度和蔼	4 3 3	

实训十三　泌尿、生殖系统（显微镜）实训报告

姓名		实训日期		学号	
班级		带教老师		评分	

【实训目的】

【实训内容】

【实训步骤】

【实训作业】

1. 肾：具体要求如下。

（1）填图。

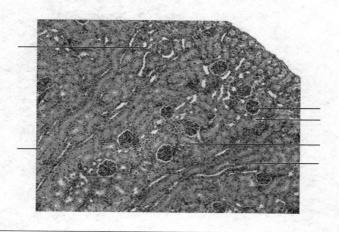

（2）描述肾的结构及功能。

2. 滤过屏障：具体要求如下。

（1）填图。

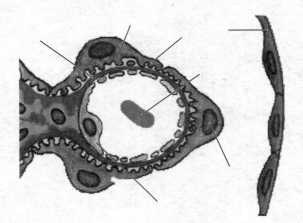

（2）描述肾滤过屏障的结构及功能。

3. 睾丸：具体要求如下。

（1）填图。

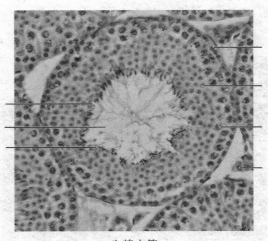

生精小管

（2）描述各级精细胞的结构特点。

4. 卵巢：具体要求如下。
（1）填图。

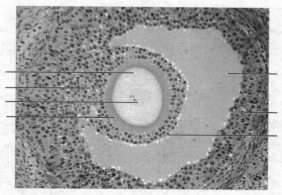

卵泡(高倍)

（2）描述卵泡的结构特点。

5. 子宫：具体要求如下。
（1）填图。

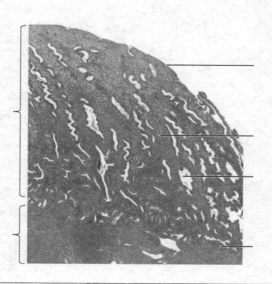

（2）描述子宫黏膜的结构特点。

6. 思考：肾小球肾炎时，滤过膜的结构有何改变？尿量及性质有何变化？

老师签名：

批阅时间：

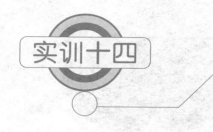

中枢神经系统

（大体标本及模型）

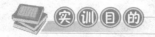

1. 掌握：脊髓的位置、外形，脑干的位置、外形和第四脑室的组成，小脑的位置、外形和功能，大脑半球的外形、分叶及各面的主要沟、回的名称，大脑皮质各功能中枢的位置，基底核的组成，内囊的位置、分部及各部所通过的主要纤维束，脑和脊髓3层被膜的形态特征，硬膜外隙及蛛网膜下隙的位置和内容物，脑脊液的产生和循环途径。

2. 熟悉：脊髓的内部结构和功能，脑干的内部结构和功能，间脑的位置、分部和第三脑室的组成，硬脑膜形成的结构，大脑动脉环的位置与组成。

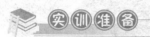

1. 学生准备：熟悉实训内容，衣帽整洁。

2. 用物准备：脊髓外形标本及模型、脊髓横切面模型、完整脑标本、脑正中矢状切面标本、脑干和间脑标本、电动脑干模型或脑神经核模型、小脑的标本及模型和挂图、间脑的标本及模型和挂图、端脑水平切面和冠状切面标本、基底核模型及挂图、侧脑室标本、脊髓被膜解剖标本及挂图、硬脑膜标本及挂图、脑室铸型标本和模型及挂图、端脑水平切面示侧脑室及脉络丛标本及挂图、脑室模型、脑血管铸型标本、多媒体视频。

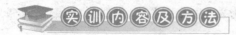

（一）小脑

在分离小脑标本与模型上观察小脑的形态、分部。小脑中间缩细的部分为蚓部，两端膨大部为小脑半球（图14-1）；小脑上面平坦，前部有较深的原裂；下面在蚓部两侧的突起是小脑扁桃体，察看其邻近的枕骨大孔。在小脑水平切面标本与模型上观察小脑的内部结构，由浅入深依次为皮质、髓质和小脑核。小脑核包括齿状核、球状核、栓状核与顶核4对，其中最大的是齿状核。

（二）间脑

1. 间脑的位置：在脑干的标本与模型上观察。间脑位于中脑与端脑之间，两侧和背面被大脑半球所掩盖，仅下方小部分露于表面（图14-2）。

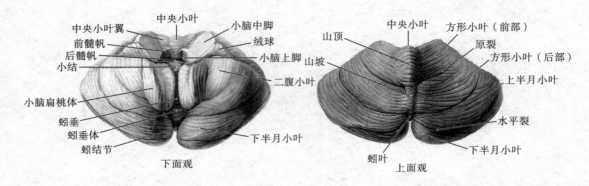

图 14 - 1　小脑

2. 间脑的分部:在背侧丘脑模型上观察。
①背侧丘脑:简称丘脑,为位于下丘脑的背上
方、第三脑室侧壁上部两侧的卵圆形灰质团。
②后丘脑:位于背侧丘脑后部外下方,各有一
对隆起,内侧的称内侧膝状体,外侧的称外侧
膝状体。③下丘脑:位于背侧丘脑下方,包括
垂体、漏斗、视交叉、灰结节、乳头体等。

3. 第三脑室:在脑水平切面、冠状切面标
本上观察第三脑室的形态、位置与交通。第
三脑室为位于两侧背侧丘脑和下丘脑间的狭
窄间隙。在脑的正中矢状切面上,第三脑室
前部经左、右室间孔通左、右侧脑室,向后经
中脑水管通第四脑室。

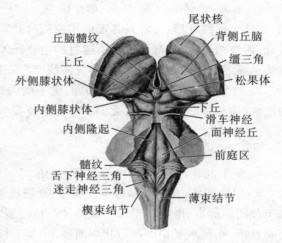

图 14 - 2　间脑、脑干背侧

(三)端脑

1. 大脑的外形:在大脑整体标本上观察大脑分为左、右大脑半球,借胼胝体相连,遮盖间
脑和中脑(图 14 - 3)。

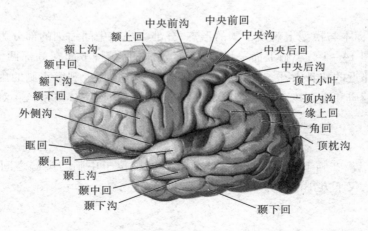

图 14 - 3　大脑半球

在大脑半球标本上确认大脑半球的上外侧面、内侧面和下面。在上外侧面确认自前下向后上的深沟是外侧沟,自上缘中点处向前下抵外侧沟的是中央沟;在半球内侧面,确认呈弧形的切面即为胼胝体,自其后端处向后上至上缘的深沟是顶枕沟。由此指认大脑半球的额叶、顶叶、枕叶、颞叶和埋在半球深面的岛叶。

在额叶辨认中央前沟、中央前回、额上沟、额下沟、额上回、额中回和额下回。

在顶叶辨认中央后沟、中央后回、顶内沟、顶上小叶、顶下小叶。在顶下小叶内指认缘上回和角回。

在颞叶辨认颞上沟、颞下沟,确认颞上回、颞中回和颞下回。察看颞上回深入外侧沟的颞横回。

观察大脑内侧面,确认顶枕沟及后方为枕叶,辨认距状沟,胼胝体及上方的胼胝体沟、扣带沟,在扣带沟上方指认扣带回,在扣带回上方指认中央旁小叶。

在大脑整体标本和正中矢状切面标本上观察大脑的下面,辨认额叶下方的嗅球,在其后方有与之相连的嗅束。

2. 大脑皮质的功能定位:在大脑半球标本和挂图上,观察大脑皮质功能区(图 14 - 4)。确认中央后回和中央旁小叶后部是躯体感觉中枢,中央前回和中央旁小叶前部是躯体运动中枢,距状沟两侧皮质是视觉中枢,颞横回为听觉中枢,额下回后部是运动性语言中枢,额中回后部是书写中枢,缘上回是听觉语言中枢,角回是视觉语言中枢。

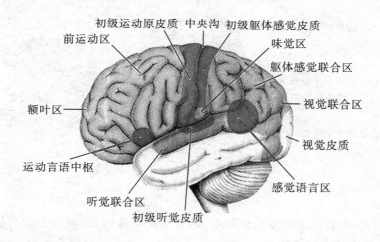

图 14 - 4　大脑功能区

3. 大脑半球的内部结构:在脑水平切面和冠状切面标本与模型上观察大脑半球的内部结构,可见大脑半球内部结构由皮质、髓质、基底核和侧脑室 4 部分组成。

(1)基底核:在基底核模型和脑水平切面标本上观察。基底核包括豆状核、尾状核、和杏仁体。尾状核呈蝌蚪状,分头、体、尾 3 部分,尾状核尾连接杏仁体。豆状核在脑水平切面上呈三角形,被白质板分为壳和苍白球(旧纹状体)两部分,豆状核和尾状核合称为纹状体,尾状核和壳称为新纹状体。

(2)侧脑室:侧脑室为大脑半球内的腔隙,内含脑脊液,左、右各一。从侧面看,整个侧脑室略呈"C"字形,可分为前角、后角、中央部和下角 4 部分。

(3)大脑皮质的主要中枢:见大脑皮质的功能定位。

（4）大脑半球的髓质：在剥离脑皮质的标本上观察大脑的髓质，髓质中的纤维分为联络纤维、联合纤维和投射纤维3种。

内囊为位于豆状核、尾状核与背侧丘脑之间的投射纤维，在大脑水平切面上呈宽厚的白质板，呈" > "与" < "形（图14－5），分为前肢、膝与后肢。在挂图上观察通过内囊的纤维，内囊前肢有丘脑前辐射和额桥束通过；内囊膝有皮质核束通过；内囊后肢有皮质脊髓束、丘脑中央辐射、视辐射和听辐射通过。

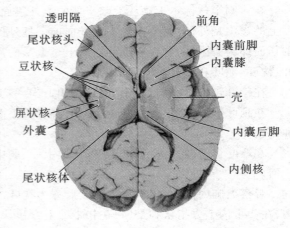

图14－5　内囊

（四）脊髓

1. 脊髓的位置与外形：在脊髓的离体标本上观察脊髓的外形，见脊髓呈前后略扁的圆柱状（图14－6），确认颈膨大和腰骶膨大，思考其成因。辨认前正中裂、前外侧沟、后正中沟、后外侧沟、脊髓圆锥以及马尾和终丝。

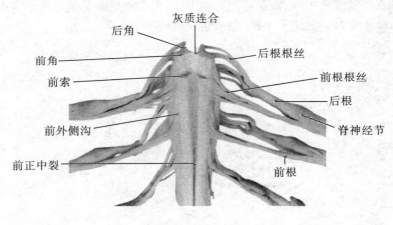

图14－6　脊髓

2. 脊髓的内部结构：取脊髓横切面标本，结合模型和挂图，观察脊髓的灰质，确认其位于中央，呈"H"形，中央部有中央管，前角粗大，后角细长。注意观察侧角的位置。

结合脊髓白质模型和挂图，观察脊髓的白质。确认白质色淡，围绕在灰质周围。分辨：两前角之间的部分为前索，紧邻前正中裂的是皮质脊髓前束；两后角之间的部分为后索，区分外侧部的楔束（第4胸髓以上节段）和内侧部的薄束（第5胸髓以下节段后束均是薄束）；前后索之间的部分为侧索，其内有皮质脊髓侧束、脊髓丘脑侧束和脊髓丘脑前束。

（五）脑干

1. 脑干的外形：在脑干离体标本和模型上观察脑干的外形。确认脑干由延髓、脑桥和中脑组成（图14－7）。在延髓腹侧面，辨认前正中裂，其两侧略为隆起的是锥体，锥体交叉位于其下端；锥体两侧为前外侧沟，有舌下神经连脑；前外侧沟后方的突起是橄榄，橄榄后方为橄榄体后沟，沟内有舌咽神经、迷走神经、副神经连脑。在脑桥腹侧面的模型上，辨认膨大的基底部,两侧变细为脑桥臂,其间有三叉神经连脑;脑桥与延髓的分界为脑桥延髓沟,由内向外辨认展神经、面神经、前庭蜗神经。在中脑腹侧面的模型上,辨认倒"八"字形柱状结构,即大脑脚,其间为脚间窝,有动眼神经连脑。

在延髓背侧面的模型上,辨认后正中沟两侧的薄束结节(内侧)和楔束结节(外侧);在中脑背侧面的模型上,辨认1对上丘和1对下丘,在下丘下方有滑车神经连脑。脑干背侧中部可见由延髓上部和脑桥下部的中央管敞开形成的菱形窝。

2. 脑干的内部结构:在脑干模型上观察。脑干的内部结构由灰质、白质和网状结构组成。灰质由脑神经核和非脑神经核(薄束核、楔束核、红核和黑质)组成;白质主要有上行纤维束(内侧丘系、脊髓丘系、三叉丘系和外侧丘系)及下行纤维束(锥体束)。锥体束,可分为皮质核束与皮质脊髓束。皮质脊髓束的大部分纤维在延髓锥体下端处相互交叉,形成锥体交叉。

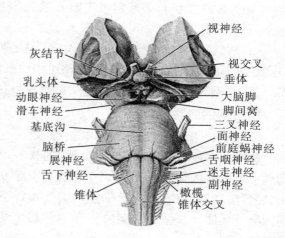

图 14 - 7 脑干腹面观

(六)脊髓和脑的被膜

1. 脊髓的被膜:具体如下。

(1)硬脊膜:在离体脊髓标本上观察,可见硬脊膜坚韧致密、较厚,上端附着于枕骨大孔边缘,向下与第2骶椎水平渐缩细,包裹马尾,末端附于尾骨。硬脊膜与椎管内的骨膜之间的腔隙为硬膜外隙,内含疏松结缔组织、脂肪、脊神经根和椎内静脉丛(图14-8)。

(2)脊髓蛛网膜:打开硬脊膜,可见其深面有一层半透明薄膜即为蛛网膜。脊髓蛛网膜与软脊膜之间有宽阔的间隙,称蛛网膜下隙,其内充满脑脊液。蛛网膜下隙在脊髓圆锥下端扩大形成终池。

(3)软脊膜:为贴附于脊髓表面的一层薄膜,深入脊髓的沟和裂内,有丰富的神经和血管。

2. 脑的被膜:在硬脑膜标本上观察,脑被膜由外向内为硬脑膜、脑蛛网膜和软脑膜3层。

(1)硬脑膜:坚韧而有光泽,有内、外两层。外层与颅顶结合紧密,内层在某些部位向颅腔内折叠形成大脑镰和小脑幕等结构,有些部位的内、外两层分开,形成硬脑膜窦,包括上矢状窦、下矢状窦、横窦、直窦、乙状窦和海绵窦等。其中海绵窦位于垂体窝的周围,蝶鞍两侧。在海绵窦

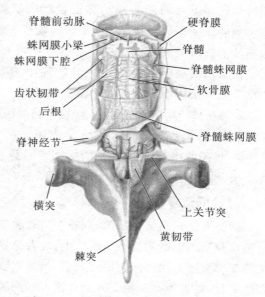

图 14 - 8 脊髓被膜

内侧壁上有颈内动脉和展神经通过,在外侧壁上有动眼神经、滑车神经和上颌神经通过。

(2)脑蛛网膜:紧邻硬脑膜的深面,为一层透明的薄膜。脑蛛网膜和软脑膜之间的空隙为蛛网膜下隙,内有脑脊液,与脊髓的蛛网膜下隙相通。脑蛛网膜形成许多颗粒突起突入上矢状窦内,称为蛛网膜颗粒。蛛网膜下隙在脑的沟裂处扩大形成蛛网膜下池,主要有小脑延髓池等。

(3)软脑膜:覆盖于脑表面并深入沟裂内,薄而富有血管。在某些部位,软脑膜及其血管与室管膜上皮共同构成脉络组织,脉络组织的血管反复分支连同其表面的软脑膜和室管膜上皮一起突入脑室,形成脉络丛,是产生脑脊液的主要结构。

(七)脑的血管

1. 脑的动脉:取颅底硬脑膜解剖标本,结合颈部解剖标本或模型,观察颈内动脉,确认颈内动脉来源于颈总动脉,观察其由甲状软骨上缘发出,穿颈动脉管入颅后,在海绵窦内侧壁走行至前床突分支处。取保留血管的脑标本和脑血管模型(图 14 - 9),查看颈内动脉的主要分支:①大脑前动脉,入大脑纵裂,在大脑内侧面与胼胝体上缘,两侧大脑前动脉之间有前交通动脉连接;②大脑中动脉,向前外进入大脑外侧沟达大脑上外侧面;③后交通动脉,向后连于大脑后动脉。

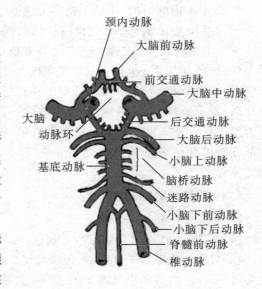

图 14 - 9 脑的血管

结合脊柱颈段解剖标本,在保留血管的脑标本和脑血管模型上观察椎动脉。确认其来自锁骨下动脉,观察其经横突孔、枕骨大孔入颅,并在脑桥基底部下缘两侧的椎动脉汇合形成基底动脉。基底动脉在脑桥基底沟内上行至脑桥上缘,即分为左、右大脑后动脉,达颞叶下面及内侧面顶枕沟以后的部位。

辨认由大脑后动脉、后交通动脉、颈内动脉、大脑前动脉和前交通动脉在脑底环绕视交叉、灰结节及乳头体吻合形成的大脑动脉环。

2. 脑的静脉:取脑静脉模型,观察脑的浅静脉汇入硬脑膜窦的情况;查看胼胝体后方的大脑大静脉,收集脑深部静脉血,汇入直窦。

3. 脊髓的血管:在脊髓血管标本和模型上,寻认脊髓前动脉沿前正中裂下行;脊髓后动脉有 2 条,沿脊髓后外侧沟下行,可见有静脉与动脉伴行。

(八)脑脊液循环

脑脊液是充满脑室系统、脊髓中央管和蛛网膜下隙内的无色透明液体,主要由侧脑室、第三脑室和第四脑室的脉络丛所产生,成人总量约 150ml。脑脊液的循环途径:由两侧侧脑室产生的脑脊液经室间孔流向第三脑室,与第三脑室脉络丛产生的脑脊液一起,经中脑水管流入第四脑室,再经正中孔和两个外侧孔流入蛛网膜下腔,经蛛网膜颗粒渗透到上矢状窦,经直窦、窦汇、横窦、乙状窦汇入颈内静脉。

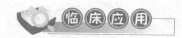

1. 脊髓下端在成人约平第 1 腰椎椎体下缘,新生儿可达第 3 腰椎椎体下缘,故临床腰椎穿刺在第 3~4 或第 4~5 腰椎椎间隙进针穿刺不会损伤脊髓。

2. 延髓有呼吸中枢、心跳中枢等重要生命中枢,而且延髓邻近枕骨大孔,当颅内高压时,不宜经枕骨大孔做小脑延髓池穿刺,否则会将延髓挤入枕骨大孔,形成枕骨大孔疝(小脑扁桃体疝)。枕骨大孔疝可压迫脑干内的呼吸与心血管运动中枢,可引起呼吸、心跳停止而危及生命。

3. 临床上脑血管意外,包括脑出血、脑血栓和脑栓塞多发生于内囊,造成对侧半肢体三偏症(偏瘫、偏盲、偏感),有些可出现失语,其致残率高,严重影响患者的生存质量,故该病的康复护理相当重要。首先要做好心理护理,中风患者由于偏瘫或失语,生活不能自理,常表现为抑郁、悲哀、自卑等心理状态,有时性格也变得暴躁,护理工作者给予爱心和心理疏导很关键,其次才是语言、肢体功能障碍的康复等。

4. 在 $L_3 \sim L_4$ 椎间隙将麻醉药物注入蛛网膜下腔的麻醉方式,称为蛛网膜下腔麻醉,又称腰麻。该麻醉术后应采取去枕平卧 6 小时,其目的在于防止脑脊液自麻醉穿刺蛛网膜孔处漏出,造成低颅压而出现头痛。约 6 小时后蛛网膜孔即可愈合,再抬高头部即无大碍。

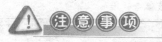

1. 脊髓标本较小,结合放大的模型观察较为直观。

2. 脑干神经核较复杂,简单了解即可,但上、下行纤维和网状结构较重要,要重点察看。

3. 脑部结构较小,且小脑和间脑大部分结构被端脑覆盖,应将整体脑结构和多个水平切面、冠状切面和矢状切面标本及模型、挂图、视频材料结合起来反复观察、研究,才能融会贯通。

4. 硬脑膜窦、蛛网膜下隙的扩大部及脑脊液的产生和循环在标本和模型上难以观察,应以挂图和视频材料结合脑和脊髓的整体结构,充分发挥空间想象能力,慢慢地理解消化。

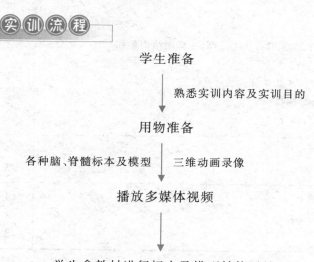

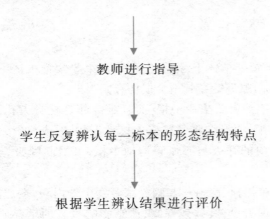

教师进行指导

学生反复辨认每一标本的形态结构特点

根据学生辨认结果进行评价

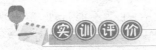

详见实训评分标准。

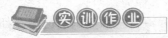

书写实训报告。

实训十四　中枢神经系统（大体标本及模型）考核参考标准

项目	要求	量分	得分
用物准备	各种脑、脊髓模型和标本 （缺1种扣3分）	15	
实训操作	1. 播放多媒体视频，展示脑、脊髓的结构和形态 2. 取出各种脑脊髓的标本 3. 根据教材辨认脑脊髓的结构、形态 4. 辨认解剖标志 5. 反复观看和记忆 6. 分组讨论 7. 观察所有标本后，在实训报告上绘图，并标明结构名称 8. 实训完毕，整理用物 （以上步骤，每做错一步扣8分） 提问各器官的形态结构特点 （根据回答情况适当扣分）	65	
熟练程度	操作时间20分钟 动作轻巧、辨认准确	5 5	
职业规范行为	1. 服装、鞋、帽整洁 2. 仪表大方，举止端庄 3. 态度和蔼	4 3 3	

实训十四 中枢神经系统(大体标本及模型)实训报告

姓名		实训日期		学号	
班级		带教老师		评分	

【实训目的】

【实训内容】

【实训步骤】

【实训作业】

1. 脊髓:具体要求如下。

(1)填图。

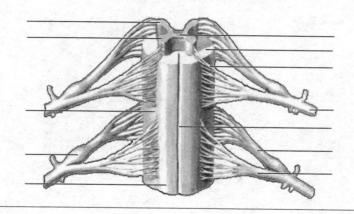

（2）描述脊髓的结构特点。

2. 小脑：具体要求如下。

（1）填图。

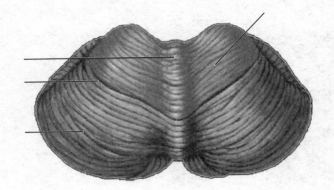

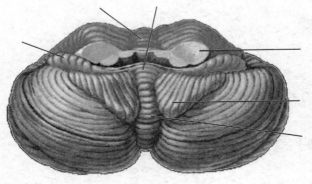

（2）描述小脑的位置及功能。

3. 间脑:具体要求如下。
(1)填图。

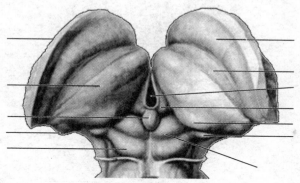

(2)描述间脑的形态特点。

4. 脑干:具体要求如下。
(1)填图。

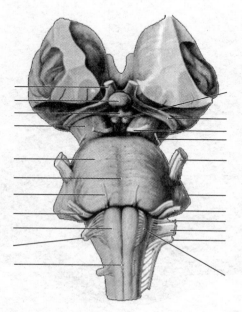

脑干腹面观

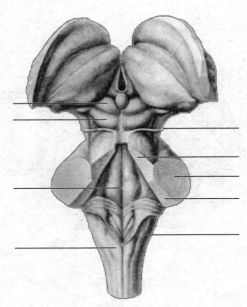

脑干背面观

（2）描述脑干的组成。

5. 端脑:具体要求如下。

（1）填图。

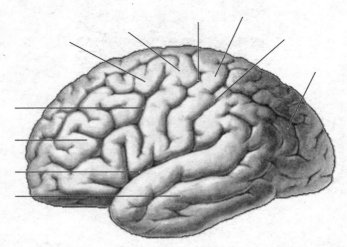

端脑的外形（上外侧面）

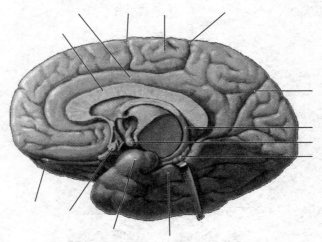

端脑的外形（内侧面和下面）

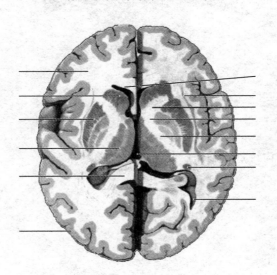

端脑的水平切面

（2）简述内囊的组成及临床意义。

6. 脊髓被膜:具体要求如下。

(1)填图。

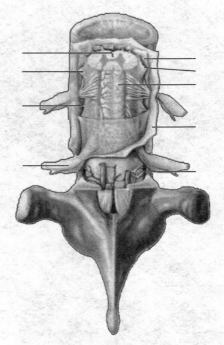

脊髓的被膜

(2)简述脊髓被膜的结构特点和临床意义。

7. 硬脑膜:具体要求如下。

(1)填图。

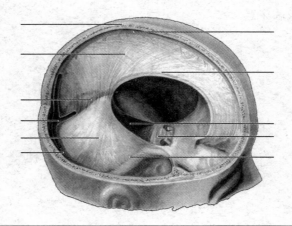

（2）描述硬脑膜的结构特点。

8. 脑血管:具体要求如下。

（1）填图。

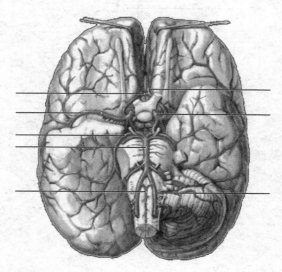

（2）描述基底动脉环的组成。

9. 脑脊液循环:具体要求如下。

(1)填图。

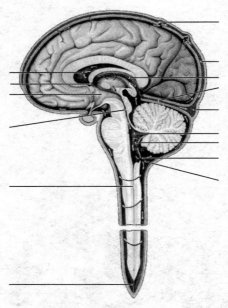

脑脊液的循环

(2)描述脑脊液的产生及循环途径。

10. 简述腰椎穿刺的位置,怎么在体表定位,需穿经哪些层次结构。

老师签名:

批阅时间:

实训十五

周围神经系统
（大体标本及模型）

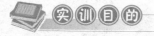实训目的

1. 掌握：脑神经的名称、纤维成分、性质和分布，颈丛、臂丛、腰丛和骶丛的组成和位置，各神经丛的重要分支和分布，交感神经和副交感神经的区别。

2. 熟悉：膈神经的组成和分布，脊神经的组成和分布概况，各对脑神经的连脑部位和出颅腔所穿经的孔裂、行程和分布，胸神经前支的阶段性分布。

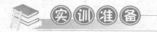实训准备

1. 学生准备：熟悉实训内容，衣帽整洁。

2. 用物准备：脊柱、脊髓和脊神经标本和模型、头颈及上肢肌血管和神经标本、胸神经标本、腹后壁及下肢肌的血管和神经标本、全脑标本及模型、头部正中矢状切面标本、三叉神经标本和模型、眶内神经标本和模型、脑干标本及模型、面部浅层结构标本、切除脑的颅底标本、迷走神经和膈神经标本或模型、多媒体课件及视频。

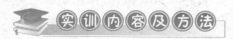实训内容及方法

（一）脊神经

1. 脊神经分布概况：在脊神经标本上，自上而下计数和观察颈、胸、腰、骶和尾神经的对数（图 15-1），寻认它们穿出椎管的部位。每对脊神经由前根、后根在椎间孔处合并而成。观察后根上的膨大，即椎间孔处的脊神经节。

2. 颈丛：取头颈和上肢肌、血管神经标本，在胸锁乳突肌后缘的中点，寻找颈丛各皮支并观察其行程和分布，分为枕小神经、耳大神经、颈横神经、锁骨上神经，追踪观察膈神经。膈神经向下穿锁骨下动、静脉之间入胸腔，经肺根前方，在纵隔胸膜与心包之间下行至膈。

3. 臂丛：利用头颈和上肢肌、血管和神

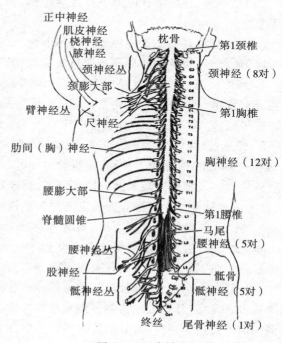

图 15-1 脊神经

- 正中神经
- 肌皮神经
- 桡神经
- 腋神经
- 颈神经丛
- 颈膨大部
- 臂神经丛
- 尺神经
- 肋间（胸）神经
- 腰膨大部
- 脊髓圆锥
- 腰神经丛
- 股神经
- 骶神经丛
- 终丝
- 枕骨
- 第1颈椎
- 颈神经（8对）
- 第1胸椎
- 胸神经（12对）
- 第1腰椎
- 马尾
- 腰神经（5对）
- 骶骨
- 骶神经（5对）
- 尾骨神经（1对）

经标本,先在锁骨中点的后方寻认臂丛,臂丛经斜角肌间隙穿出(图15-2),经锁骨下动脉的后方进入腋窝。观察臂丛的主要分支,有尺神经、正中神经、肌皮神经、桡神经、腋神经。

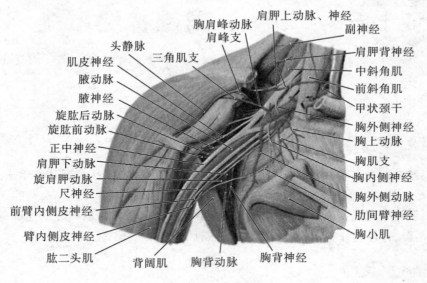

图15-2 臂丛神经

(1)肌皮神经:沿肱二头肌下行,肌支支配肱二头肌和肱肌,终支在肘关节上方的外侧穿出,改称前臂外侧皮神经,分布于前臂外侧皮肤。

(2)正中神经:沿肱二头肌内侧沟,伴肱动脉下行到肘窝,经肱动脉内侧,向下经前臂浅、深屈肌之间沿前臂正中线下行至手掌。

(3)尺神经:伴肱动脉内侧下行至臂中部,再向下经尺神经沟入前臂,伴尺动脉内侧下行至手掌。

(4)桡神经:紧贴肱骨桡神经沟向外下行,至前臂背侧和手背。

(5)腋神经:绕肱骨外科颈至三角肌深面,肌支支配三角肌等。

4.胸神经前支:取胸神经标本观察肋间神经和肋下神经的行程、与肋间血管的关系和阶段性分布规律。T_2平对胸骨角平面,T_4平对乳头平面,T_6平对剑突平面,T_8平对肋弓平面,T_{10}平对脐平面,T_{12}平对脐与耻骨联合连线的中点平面。

5.腰丛:取腹后壁及下肢肌、血管和神经标本,先在腰大肌的深面观察腰丛的组成,然后观察其主要分支,有髂腹下神经、髂腹股沟神经、闭孔神经和股神经(图15-3)。重点观察股神经的走行。股神经自腰大肌外侧缘穿出,行于腰大肌与髂肌之间,经腹股沟韧带深面入股三角,位于股动脉外侧。其中有一长皮支称为隐神经,与大隐静脉伴行。

6.骶丛:取腹后壁及下肢肌、血管和神经标本,在盆腔内梨状肌的前方观察该丛的组成(图15-3)。然后观察其主要分支有臀上神经、臀下神经、阴部内神经、坐骨神经。其中,坐骨神经经梨状肌下孔出骨盆,在臀大肌深面下行,在坐骨结节与大转子之间至股后分支支配大腿后群肌,至腘窝上方分为胫神经和腓总神经。胫神经在小腿比目鱼肌深面伴胫后动脉下行,经内踝后方入足底,分为足底内侧神经和足底外侧神经;腓总神经沿腘窝外侧缘下降,绕腓骨颈外侧向前下行达小腿前面,分为腓浅神经和腓深神经。腓浅神经在腓骨长、短肌之间下行;腓深神经穿经小腿前群肌深面至足背。

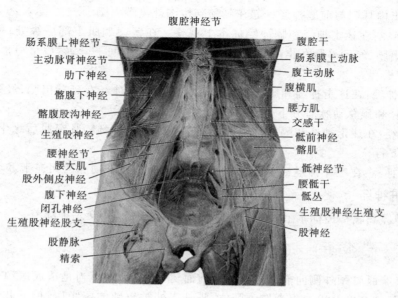

腹腔神经节
肠系膜上神经节　　　　　　腹腔干
主动脉肾神经节　　　　　　肠系膜上动脉
肋下神经　　　　　　　　腹主动脉
髂腹下神经　　　　　　　腹横肌
髂腹股沟神经　　　　　　腰方肌
生殖股神经　　　　　　　交感干
腰神经节　　　　　　　骶前神经
腰大肌　　　　　　　髂肌
股外侧皮神经　　　　　骶神经节
腹下神经　　　　　　腰骶干
闭孔神经　　　　　　骶丛
生殖股神经股支　　　生殖股神经生殖支
股静脉　　　　　　　股神经
精索

图 15－3　腰、骶丛神经

(二)脑神经

1. 嗅神经:在头部正中矢状切面标本上进行观察(图 15－4)。在上鼻甲的内侧面及相对于鼻中隔的黏膜内有嗅细胞。嗅神经上穿筛孔,入颅经嗅束止于嗅球。

2. 视神经:在去除眼眶上壁和外侧壁的标本上观察。穿视神经管入颅,形成视交叉,经视束止于外侧膝状体。

3. 动眼神经:在脑干标本上观察。动眼神经自中脑脚间窝出脑,经海绵窦外侧壁向前,穿眶上裂进入眶内。

4. 滑车神经:在脑干标本上观察。滑车神经在中脑背侧出脑,绕大脑脚,经海绵窦外侧壁穿眶上裂入眶。

5. 三叉神经:在颅底标本和三叉神经标本上观察。三叉神经节位于小脑幕前端附着点深面的硬脑膜内,三叉神经节的前面发出三条神经,即眼神经、上颌神经和下颌神经。

6. 展神经:在眶内神经标本和模型上观察。在外直肌内侧是展神经,展神经经延髓脑桥沟出脑,向前经海绵窦,位于颈内动脉的外侧。

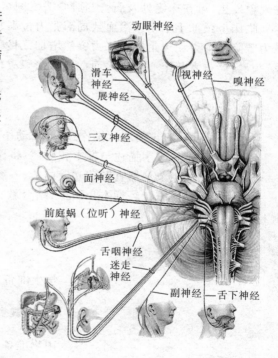

动眼神经
滑车神经
视神经
展神经
嗅神经
三叉神经
面神经
前庭蜗(位听)神经
舌咽神经
迷走神经
副神经　　舌下神经

图 15－4　脑神经

7. 面神经:在颅底及面部浅层结构标本上观察。面神经在内耳道穿入颞骨岩部,经面神经管出茎乳孔。自上而下分为颞支、颧支、颊支、下颌缘支和颈支。

8. 前庭蜗神经:在颅底及脑干标本上观察。前庭神经经内耳道入脑,终于脑干的前庭神经核;蜗神经出内耳门与前庭神经一起在延髓脑桥沟外侧端入脑干。

9. 舌咽神经:在迷走神经和膈神经标本上观察。在茎突咽肌下部后缘处,可观察到舌咽神经,自延髓出脑,经颈静脉孔出颅后,先在颈内动脉与静脉间下降,然后呈弓形向前,经舌骨舌肌内侧达舌根。

10. 迷走神经:在迷走神经和膈神经标本上观察。迷走神经在延髓出脑,经颈静脉孔出颅腔;在颈内静脉和颈总动脉后方下行,经胸廓上口进入胸腔。

11. 副神经:在迷走神经和膈神经标本上观察。副神经自胸锁乳突肌后缘中、上 1/3 交点处穿出,向后下行。

12. 舌下神经:在三叉神经标本上观察,舌下神经跨过颈外动脉前面连于舌。

(三)内脏神经

在迷走神经和膈神经标本上观察位于脊柱两侧的交感干和交感神经节。

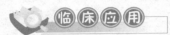

腓总神经绕腓骨颈外侧向前下行达小腿前面,该处的护理不当是造成医源性腓总神经损伤的常见原因,如全麻及昏迷患者取侧卧位,腓骨头处被较硬的床缘压迫、下肢骨折石膏外固定时坚硬的石膏与腓骨头直接压迫等原因,均可造成腓总神经损伤而出现足下垂。为防止上述现象发生,可在床缘处及石膏与腓骨头之间垫棉垫或海绵垫。

临床上颈部手术切口渗血致局部张力过高、喉腔插管过强刺激、导尿放尿速度过快使腹腔压力骤降等均可使迷走神经张力突然增加,引发迷走神经兴奋致心率变慢、血压降低,出现心悸、头晕,严重者甚至心搏骤停而危及生命。故行上述护理操作时要特别注意。

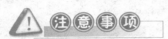

1. 爱护标本,防止损坏。操作过程中,动作要轻柔,防止将神经拉断。

2. 结合教材的文字描述与标本相对照,将课本知识融会贯通。

3. 副交感神经节分器官旁节和壁内节,一般较小,肉眼不易辨认。

4. 脑神经和内脏神经标本小而少,结合教材的文字描述与模型相对照,便于对知识的理解和掌握。

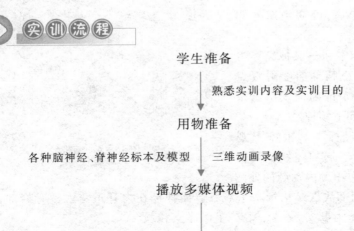

学生拿教材进行标本及模型结构对认

↓

教师进行指导

↓

学生反复辨认每一标本的形态结构特点

↓

根据学生辨认结果进行评价

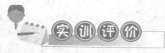

详见实训评分标准。

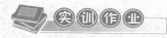

书写实训报告。

实训十五　周围神经系统(大体标本及模型)考核参考标准

项目	要求	量分	得分
用物准备	各种脑神经、脊神经模型和标本 (缺1种扣3分)	15	
实训操作	1. 播放多媒体视频,展示脑、脊神经的结构和形态 2. 取出各种脑、脊神经的标本 3. 根据教材辨认脑、脊神经的结构、形态 4. 辨认解剖标志 5. 反复观看和记忆 6. 分组讨论 7. 观察所有标本后,在实训报告上绘图,并标明结构名称 8. 实训完毕,整理用物 (以上步骤,每做错一步扣8分) 提问各神经的行经特点 (根据回答情况适当扣分)	65	
熟练程度	操作时间20分钟 动作轻巧、辨认准确	5 5	
职业规范行为	1. 服装、鞋、帽整洁 2. 仪表大方,举止端庄 3. 态度和蔼	4 3 3	

实训十五　周围神经系统(大体标本及模型)实训报告

姓名		实训日期		学号	
班级		带教老师		评分	

【实训目的】

【实训内容】

【实训步骤】

【实训作业】

1. 脊神经:具体要求如下。

(1)填图。

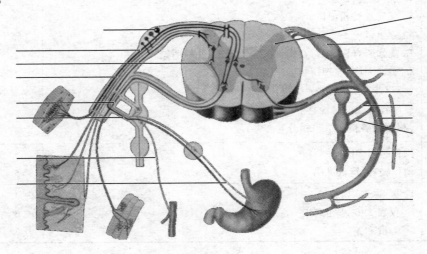

脊神经的纤维成分

(2)描述反射弧的结构特点。

2. 上肢前面神经:具体要求如下。

(1)填图。

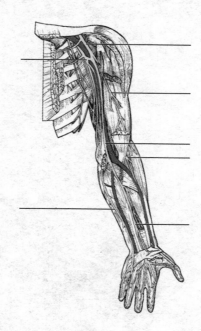

上肢前面的神经

(2)描述正中神经的行经及功能。

3. 腰丛:具体要求如下。

(1)填图。

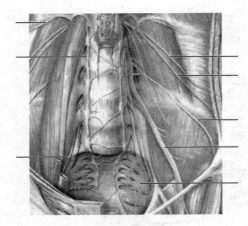

腰丛及其分支

（2）描述腰丛的组成。

4. 下肢后面神经：具体要求如下。

（1）填图。

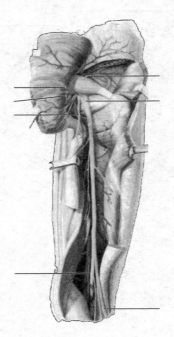

下肢后面的神经

（2）描述坐骨神经的行经及功能。

5. 三叉神经:具体要求如下。

（1）填图。

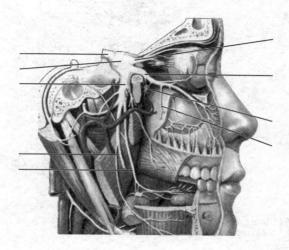

三叉神经

（2）简述三叉神经的分支及临床意义。

6. 迷走神经：填图。

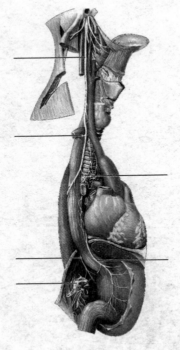

迷走神经

7. 试分析桡神经损伤后出现"垂腕"畸形的解剖学基础。

8. 试述交感神经和副交感神经的区别。

老师签名：

批阅时间：

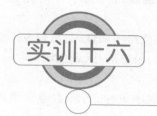

实训十六 内分泌、脉管系统(显微镜)

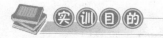

1. 掌握：垂体、甲状腺、甲状旁腺和肾上腺的位置、形态,心及大动脉、中动脉的光镜结构。
2. 熟悉：垂体、甲状腺和肾上腺的微细结构,脾、淋巴结的光镜结构。

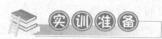

1. 学生准备：熟悉实训内容,衣帽整洁。
2. 用物准备：垂体、甲状腺及肾上腺的组织切片,中动脉和中静脉横切片(HE染色),心切片(HE染色),淋巴结切片(HE染色),脾脏切片(HE染色),胸腺组织切片(HE染色)。
3. 实训仪器：普通光学显微镜、多媒体视频。

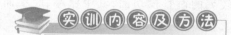

(一)垂体、甲状腺及肾上腺的微细结构

1. 垂体的微细结构：具体如下。

(1)肉眼观察：面积较大,染色较深的部分是远侧部,色浅的是神经部,二者之间的狭窄带为中间部。

(2)低倍镜观察：表面包有被膜,远侧部细胞密集成团,其间有结缔组织和丰富的血窦。中间部狭长,可见几个大小不等的滤泡,神经部染色最浅,细胞成分少,主要是神经纤维。

(3)高倍镜观察：主要观察远侧部的几种腺细胞。

1)嗜酸性细胞：胞体较大,细胞质呈嗜酸性,细胞轮廓清晰。

2)嗜碱性细胞：胞体稍大,大小不等,细胞质呈嗜碱性,细胞轮廓清晰。

3)嫌色细胞：胞体小,数量多,细胞质染色淡,细胞轮廓不清。

2. 甲状腺的微细结构：具体如下。

(1)肉眼观察：外周为结缔组织被膜,深部为实质。

(2)低倍镜观察：外敷被膜,实质由大小不等的滤泡组成,滤泡腔内充满粉红色的胶质。

(3)高倍镜观察：滤泡上皮一般为单层立方上皮,可因生理状态不同为扁平或柱状;滤泡旁细胞位于滤泡上皮细胞之间或滤泡间的结缔组织内,体积较大,细胞质多,着色浅。

3. 肾上腺的微细结构：具体如下。

(1)肉眼观察：周围染色较深的部分是皮质,中央染色较浅的部分是髓质。

(2)低倍镜观察：表面有被膜,皮质自外向内依次为：球状带,此带极窄;束状带,为皮质最厚的一层;网状带,与髓质相连。髓质内含大量髓质细胞,有中央静脉,管壁结构不对称。

(3)高倍镜观察:腺细胞之间均有丰富的血窦。

1)球状带:由较小的细胞排列成团球状,细胞核染色深,细胞质略嗜酸性,脂滴较少。

2)束状带:细胞较大,排列成索条状,细胞质中脂滴较多且大,呈空泡状,着色浅。

3)网状带:细胞索分支吻合成网,细胞小,着色较深。

4)髓质细胞:排列成索状并连接成网状,体积较大,细胞质弱嗜碱性,若标本经含铬固定液固定,细胞质内可见黄褐色嗜铬颗粒。

(二)心血管系统

1. 心:具体如下。

(1)肉眼观察:标本呈条状。心内膜侧不整齐,心外膜侧浅染,常见脂肪组织。

(2)低倍镜和高倍镜观察:心壁由内向外分为心内膜、心肌膜和心外膜3层。

1)心内膜:①内皮薄,为单层扁平细胞。②内皮下层由结缔组织组成,有少许平滑肌细胞。③心内膜下层靠近心肌膜,由结缔组织组成,有血管、神经和浦肯野纤维细胞等分布。

2)心肌膜:最厚,由心肌组织组成。心肌纤维束呈不同的切面,肌束间有丰富的毛细血管。

3)心外膜:由结缔组织和表面的间皮组成,可见较多的血管和脂肪细胞。

在心房、心室交界处,心内膜突向心腔形成心瓣膜。心瓣膜由致密结缔组织和表面的内皮组成。此外,尚可见由致密结缔组织构成的心骨骼,其基质因含硫酸软骨素,有时呈蓝色。

2. 中动脉和中静脉:肉眼观察,标本上可见两个较大的血管横切面,其中壁厚、腔小而规则者为中动脉;壁薄、腔大而不规则者为中静脉。

(1)中动脉:具体如下。

1)低倍镜观察:其管壁由内向外分为内膜、中膜和外膜3层。①内膜:薄,可见一层亮红色波纹状结构(内弹性膜),与中膜分界明显。②中膜:最厚,主要由数十层环行平滑肌细胞组成。③外膜:厚度与中膜相近,与中膜交界处有比较明显的外弹性膜。外膜为结缔组织,内有营养血管及神经束的切面。

2)高倍镜观察:具体如下。①内膜:内皮为单层扁平上皮,细胞分界不清,细胞核呈扁圆形且突向管腔。内皮下层位于内皮下方,很薄,常不易分清。内弹性膜为内膜最外一层,呈亮红色波纹状,清晰可见。②中膜:主要由10~40层环行平滑肌细胞构成,其间有染成亮红色的弹性纤维和染成粉红色的胶原纤维,无成纤维细胞。③外膜:为结缔组织,与中膜交界处有断续的外弹性膜,不如内弹性膜完整。

(2)中静脉:低倍镜和高倍镜观察,中静脉管壁薄,由内向外分为内膜、中膜和外膜3层。①内膜:薄,有内皮和不明显的内弹性膜、内皮下层不明显。②中膜:薄,主要由分布稀疏的环形平滑肌细胞组成,其间有少量结缔组织。③外膜:较中膜厚,由结缔组织组成,有的可有纵行平滑肌束,无外弹性膜。

3. 淋巴结:具体如下。

(1)肉眼观察:标本为卵圆形的实质性器官,周围染成深紫蓝色的部分是皮质,中央染色浅的部分是髓质。

(2)低倍镜观察:淋巴结呈卵圆形,表面是染成浅红色的薄层结缔组织构成的被膜,结缔组织伸入淋巴结实质内,在切片上呈不连续的条索,构成实质的支持结构(即小梁)。在被膜内,可见数条小淋巴管穿行,为输入淋巴管。淋巴结的一侧凹陷,有较多的结缔组织,其中可见血管、神经及输出淋巴管出入,此处为淋巴结门。淋巴结的实质分为周围染色深的皮质和中央染色浅的髓质。

1)皮质:位于被膜深面,其结构与厚度变化较大,由浅层皮质、副皮质区及皮质淋巴窦构成。①浅层皮质:邻近被膜,其内可见一团一团的结构,由弥散的淋巴组织及淋巴小结组成。对于典型的淋巴小结,可见小结中心染色浅,为生发中心的明区,其深面靠近髓质的部分为生发中心的暗区。生发中心的顶部及周围有一层密集的小淋巴细胞(即小结帽),以顶部最密。②副皮质区:又称胸腺依赖区,位于小结之间和深面,为一片弥散的淋巴组织,染成紫红色。③皮质淋巴窦:位于被膜之下、小梁周围、淋巴小结和胸腺依赖区的周围及其与髓质连接处,呈空网状结构,窦腔内有网状细胞,网眼染色浅。

2)髓质:位于皮质深面,由髓索及其间的髓窦组成。①髓索:由密集排列的条索状的淋巴组织构成,粗细不一,形状不规则,呈紫红色条状或块状,相互连接成网。②髓窦:在髓索之间和髓索与小梁之间,宽阔而纤曲,相连呈网状,网眼染色稍浅,窦腔内有网状细胞,窦壁由扁平的细胞组成。

(3)高倍镜观察:具体如下。

1)淋巴小结:以扁平的网状细胞为界,与周围的弥散淋巴组织相邻。小结帽近被膜侧呈新月形,深染,为大量密集的小淋巴细胞。明区位于生发中心的外侧部,浅染,主要是中等大小的较幼稚的淋巴细胞、网状细胞、巨噬细胞。暗区位于生发中心的内侧部,染色略深,主要由大的幼稚淋巴细胞组成。

2)胸腺依赖区:主要为弥散分布的小淋巴细胞,是T淋巴细胞在抗原刺激下转化、增殖、分化为T记忆细胞和效应性T淋巴细胞的处所。

3)髓索:与髓窦相邻,周围被覆髓窦的内皮。髓索内以小淋巴细胞为主,可见浆细胞、巨噬细胞和小血管等。

4)淋巴窦:窦壁由扁平内皮细胞衬里,内皮外偶可见一层扁平的网状细胞。窦腔有网状组织作支架,网状细胞呈星形,有突起,彼此连接成网;网眼中可见有突起的星状内皮细胞。

4. 脾:具体如下。

(1)肉眼观察:标本为一实质性器官,大部分染成红紫色(即红髓),其中有分散的紫蓝色小团或索状结构(即白髓)。

(2)低倍镜观察:脾脏的表面有较厚的致密结缔组织被膜,被膜伸入脾脏实质内,形成小梁,内有小梁动脉、小梁静脉。脾的实质由散在的紫蓝色的团块和条索(即白髓)及其间染色较浅的红髓组成。

1)被膜和小梁:被膜的结缔组织较厚。被膜的结缔组织伸入实质形成支架结构(即小梁)。小梁较粗,呈粉红色的条状或块状,有小梁动脉、小梁静脉穿行。

2)白髓:染成紫蓝色,主要由密集的淋巴组织构成,沿中央动脉及其分支分布,由动脉周围淋巴鞘和脾小体组成。①动脉周围淋巴鞘:中央有一小动脉(即中央动脉),淋巴细胞(主要是T淋巴细胞)围绕在中央动脉的周围,呈厚层弥散淋巴组织形成的长筒状鞘。由于走向不一,可见各种切面。②脾小体:是脾内的淋巴小结,常位于动脉周围淋巴鞘的一侧,结构同淋巴结内的淋巴小结,有的可见生发中心。由于存在脾小体,故该处白髓的直径大于单纯淋巴鞘处,中央动脉及其分支处于偏心位置,居脾小体暗区的一侧,小结帽朝向红髓。③边缘区:是白髓周边向红髓移行的区域,淋巴组织较白髓疏松,有中央动脉分支而来的毛细血管开口,是血液中的淋巴细胞进入淋巴组织的重要通道。

3)红髓:分布于边缘区外侧,染色较浅,含大量红细胞、淋巴细胞、巨噬细胞、浆细胞及其他细胞,由脾索和脾窦组成。

(3)高倍镜观察:具体如下。

1)被膜:脾的表面有较厚的致密结缔组织被膜,被膜外面可见一层扁平上皮(即间皮)。被膜和小梁的结缔组织内含有较多的弹性纤维和少量的平滑肌细胞,无输入淋巴管。

2)脾索:为密集排列成不规则的条索状结构,呈紫红色条索状,相互连接成网,其结构特点是淋巴组织中含有很多 B 淋巴细胞和巨噬细胞,另有血液的各种有形成分,能看见红细胞。

3)脾窦:位于相邻脾索之间,相互连接成网。脾窦的形状和大小视血液的充盈程度而异。脾窦实为许多不规则的、扩大的毛细血管。窦壁的内皮细胞呈长杆状,纵向排列。窦腔内有大量红细胞。

5. 胸腺:具体如下。

(1)肉眼观察:标本由许多紫色小块构成,每个小块中心染色淡,周围染色深,小块之间染成淡粉红色处是结缔组织隔。

(2)低倍镜和高倍镜观察:标本外周有薄层结缔组织被膜,并且被膜伸入腺实质内,将胸腺分成许多不完全分隔的胸腺小叶。

1)小叶周边染色深,为皮质。皮质由密集的淋巴细胞和少量的网状细胞组成。在皮质浅部的细胞较大,细胞核也大,染色较浅,染色质清楚,核仁明显,细胞较幼稚。皮质中部细胞中等大小。深部为小淋巴细胞。

2)小叶深部染色淡,为髓质,皮质不完全包被髓质,相邻小叶的髓质彼此相连续。与皮质比较,髓质的淋巴细胞较小,网状细胞较多且为上皮样网状细胞,形态多样。在髓质内还可见大小不等、染成红色、呈环状排列的圆形结构即胸腺小体。小体外层细胞的细胞核呈新月形,中心的细胞常退化,结构不清楚。

临床应用

嗜铬细胞瘤的血压变化特点:嗜铬细胞瘤是肾上腺髓质细胞异常过度增生,因肿瘤细胞分泌的肾上腺素和去甲肾上腺素向血液中排放量的不同,其外周血压也有明显的变化。常见的类型有以下几种。

(1)阵发型高血压:为本病特征性表现,当肿瘤细胞分泌的肾上腺素和去甲肾上腺素大量的、间歇性向血液中排放,可使血压骤然升高,收缩压可达 200mmHg 以上,激素排放间期血压即恢复正常,发作间隙可持续数分钟至数天不等。

(2)持续型高血压:成人 50%、儿童 90% 的患者表现为持续性高血压,当血液中肾上腺素和去甲肾上腺素浓度持续性升高时,即表现为持续性高血压。

(3)高血压、低血压交替出现:较少见,其原因为大量分泌入血的肾上腺素和去甲肾上腺素致血管强烈收缩,血压过高;当肾上腺素和去甲肾上腺素降低期血管突然扩张,使血压骤降,表现为高血压和低血压交替出现。

(4)低血压、休克:极少见,当肿瘤细胞坏死,肾上腺素和去甲肾上腺素分泌降低,可使血管扩张,出现低血压甚至休克。

（5）输液性静脉炎：静脉输液时由于输入刺激性药物、药液浓度较高或静脉内放置刺激性较强的静脉导管时间过长，可引起局部静脉壁化学性或机械性伤害反应，静脉血管内膜损伤形成输液性静脉炎，局部表现有疼痛、肿胀、压痛的索状硬条或串珠状硬结。预防静脉炎的方法有：①药液现用现配；②选择弹性好、回流畅、外经粗、便于穿刺和观察的静脉；③严格消毒，消毒范围要大于穿刺点周围5cm；④输入浓度较高或刺激性较强的药物时可先将输液器与生理盐水相连，待穿刺成功后再接入浓度较高或刺激性较强的药物；⑤每天尽量控制输液量小于1000ml（持续大量快速输液者，尽量选择深静脉置管）；⑥尽量避免在下肢静脉输液。患静脉炎后可采用局部冷敷、甘油硫酸镁乳剂外敷、鲜土豆片或鲜芦荟外敷等护理。

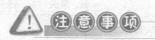 注意事项

1. 有时候甲状旁腺可埋入甲状腺的实质内，在甲状腺的游离标本上寻找困难。
2. 成人胸腺已萎缩，不易查看，必须借助小儿胸腺来观察。
3. 本实训心切片为人心组织，心传导系观察较困难。
4. 在观察中动脉切片的基础上，可比对一下大动脉和毛细血管的微细结构特点。

实训流程

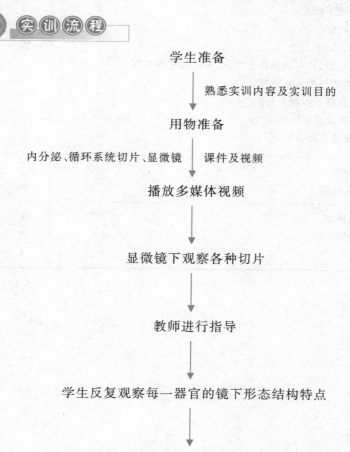

学生准备

熟悉实训内容及实训目的

用物准备

内分泌、循环系统切片、显微镜　课件及视频

播放多媒体视频

显微镜下观察各种切片

教师进行指导

学生反复观察每一器官的镜下形态结构特点

根据学生观察结果及实训报告进行评价

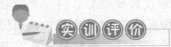

详见实训评分标准。

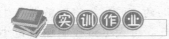

书写实训报告。

实训十六　内分泌、脉管系统（显微镜）考核参考标准

项目	要求	量分	得分
用物准备	甲状腺、肾上腺、垂体、中动脉、中静脉、心脏、脾、淋巴结切片，显微镜 （缺1种扣3分）	21	
实训操作	1. 播放多媒体视频，展示各器官的显微镜下结构和形态 2. 安置显微镜并调试 3. 根据教材辨认切片 4. 辨认切片在镜下特点 5. 反复观看和记忆 6. 分组讨论 7. 观察所有切片后，在实训报告上绘图，并标明结构名称 8. 实训完毕，整理用物及显微镜 （以上步骤，每做错一步扣8分） 提问各器官的显微镜下结构特点 （根据回答情况适当扣分）	59	
熟练程度	操作时间20分钟 动作轻巧、辨认准确	5 5	
职业规范行为	1. 服装、鞋、帽整洁 2. 仪表大方，举止端庄 3. 态度和蔼	4 3 3	

实训十六　内分泌、脉管系统（显微镜）实训报告

姓名		实训日期		学号	
班级		带教老师		评分	

【实训目的】

【实训内容】

【实训步骤】

【实训作业】

1. 心：具体要求如下。

（1）填图。

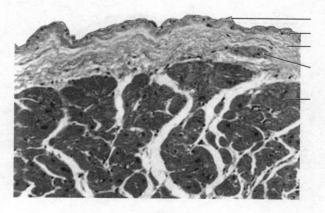

心肌（低倍）

(2)描述心壁的结构特点。

2. 血管:具体要求如下。

(1)填图。

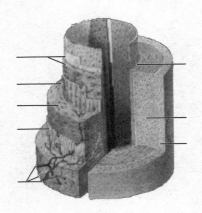

血管的一般结构

(2)描述中动脉壁的结构特点。

3. 淋巴结:具体要求如下。

(1)填图。

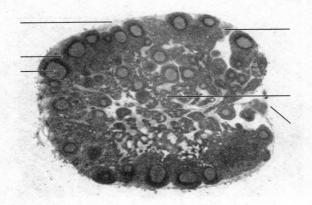

淋巴结(低倍)

(2)描述淋巴结皮质和髓质的结构特点。

4. 甲状腺:具体要求如下。
(1)填图。

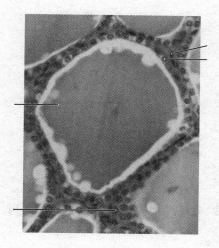

甲状腺(高倍)

(2)描述甲状腺腺泡的结构特点。

5. 肾上腺:具体要求如下。

(1)填图。

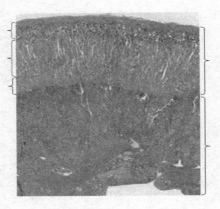

肾上腺(低倍)

(2)描述肾上腺的结构特点。

6. 一患者以多饮、多食、消瘦、疲乏无力等症状被诊断为糖尿病。请说明胰岛素对其产生了何种影响。

老师签名:

批阅时间:

実训十七

人体胚胎
（大体标本及模型）

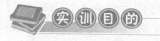

1. 了解：卵裂和桑椹胚、胚泡的结构特点。

2. 熟悉：蜕膜和胎膜的分部及位置，胎儿血液循环及出生后结构的改变，胎盘、脐带的结构和功能。

3. 知道受精、植入、蜕膜、胚盘、胎盘的概念。

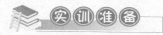

1. 学生准备：熟悉实训内容，衣帽整洁。

2. 用物准备：卵裂、桑椹胚、胚泡、胚盘、第 2～4 周的胚胎、神经管、体节和妊娠子宫的剖面模型、脐带和胎盘的标本、不同月份大小的胎儿标本、多媒体课件及视频。

实训内容及方法

1. 卵裂：在卵裂和桑椹胚的模型和多媒体视频上观察卵裂球的形态，细胞数量、大小的变化及桑椹胚的形成。

2. 胚泡：在胚泡的剖面模型上观察胚泡的滋养层、胚泡腔和内细胞群的位置。

3. 蜕膜：在妊娠子宫的剖面模型上观察子宫内膜与胚胎的关系，辨认基蜕膜、包蜕膜和壁蜕膜的位置关系。

4. 三胚层的形成与分化：在第 2～4 周的胚胎模型上观察。

（1）羊膜腔与卵黄囊：靠近滋养层的小腔是羊膜腔，与羊膜腔相邻的小囊为卵黄囊。

（2）内胚层与外胚层：卵黄囊的顶层是内胚层，羊膜腔底部是外胚层。

（3）绒毛膜：观察绒毛膜外周的突起，即绒毛。

（4）中胚层：由外胚层发育而来，在内胚层和外胚层之间。

（5）三胚层的分化（略）。

5. 胎膜与胎盘：在妊娠 3 个月的妊娠子宫剖面模型上观察。

（1）绒毛膜：与基蜕膜和包蜕膜相邻接，区分平滑绒毛膜和丛密绒毛膜。

（2）卵黄囊：位于胚体的腹侧，体积较前萎缩，顶端已包入胚体，末端已包入脐带。

（3）尿囊：位于卵黄囊的尾侧，其根部与后肠相连，远侧部包入脐带。

（4）羊膜：位于羊膜腔的外表面，胎儿腹侧包裹卵黄囊、尿囊和尿囊动静脉形成脐带。

（5）脐带：在脐带和胎盘的标本上观察脐带的长度、外形及与胎盘的连接关系。

（6）胎盘：在脐带和胎盘的标本上观察胎盘呈圆盘状，胎儿面光滑，被有羊膜；母体面粗糙，可见 15～20 个胎盘小叶。

6. 观察不同月份胎儿的生长特点：在部分畸形胎儿标本上观察无脑儿、唇裂、骶椎裂、联体双胎等畸形儿。

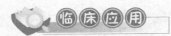

胚胎在第 3～8 周是三胚层分化的关键时期，该阶段孕妇受放射线照射、口服药物、病毒感染等均可造成胎儿畸形，如应用性激素可使女婴男性化、男婴女性化；四环素可致皮肤、牙齿变灰、变黄；链霉素和卡那霉素可致先天性耳聋；氯丙嗪、异丙嗪镇吐药可致先天性心脏病；阿司匹林、安乃近、感冒通可致脑积水、多指、并指；抗癫痫药（苯妥英钠、苯巴比妥）可致唇裂、腭裂、弱智；流感病毒感染可致先天性心脏病等；故该阶段的孕妇用药要特别小心。

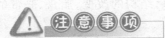

胚胎学内容抽象，特别是三胚层的形成和分化，难以理解，实训过程中要结合模型及视频资料，充分应用形象思维的方法去观察和理解。

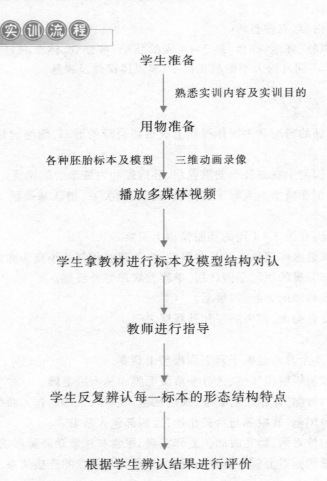

学生准备

熟悉实训内容及实训目的

用物准备

各种胚胎标本及模型　三维动画录像

播放多媒体视频

学生拿教材进行标本及模型结构对认

教师进行指导

学生反复辨认每一标本的形态结构特点

根据学生辨认结果进行评价

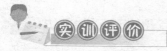

详见实训评分标准。

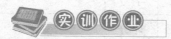

书写实训报告。

实训十七　人体胚胎(大体标本及模型)考核参考标准

项目	要求	量分	得分
用物准备	各种胚胎模型和标本,胎盘、脐带标本和模型 (缺1种扣3分)	15	
实训操作	1. 播放多媒体视频,展示胚胎的产生、发育特点 2. 取出各种胚胎的标本 3. 根据教材辨认胚胎不同时期的结构、形态 4. 辨认解剖标志 5. 反复观看和记忆 6. 分组讨论 7. 观察所有标本后,在实训报告上绘图,并标明结构名称 8. 实训完毕,整理用物 (以上步骤,每做错一步扣8分) 提问胚胎发育的规律,胎盘、脐带的结构和功能 (根据回答情况适当扣分)	65	
熟练程度	操作时间20分钟 动作轻巧、辨认准确	5 5	
职业规范行为	1. 服装、鞋、帽整洁 2. 仪表大方,举止端庄 3. 态度和蔼	4 3 3	

实训十七　人体胚胎(大体标本及模型)实训报告

姓名		实训日期		学号	
班级		带教老师		评分	

【实训目的】

【实训内容】

【实训步骤】

【实训作业】

1. 胚泡:具体要求如下。

(1)填图。

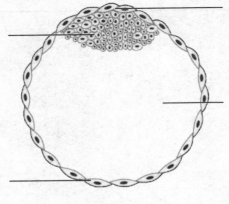

胚泡

(2)描述胚泡的结构特点。

2. 卵裂和植入:具体要求如下。

(1)填图。

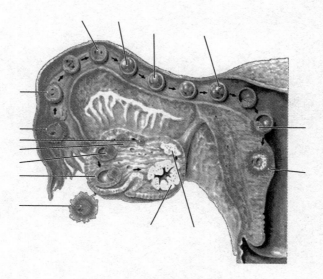

卵裂和植入

(2)描述卵裂的特点。

3. 何为受精?受精有什么意义?影响受精的因素有哪些?

4. 胚泡是如何植入子宫内膜的？植入部位对胚胎的发育有什么影响？

5. 试述胎盘的组成、结构和功能。

老师签名：

批阅时间：